T0194103

WissenKompakt Medizin

„WissenKompakt Medizin" bietet topaktuelles medizinisches Wissen für Jedermann. Dabei umfasst die Reihe ein breites Spektrum an Themen und reicht von „Volkskrankheiten", ihren Grundlagen und der neuesten Therapieverfahren bis hin zu hochaktuellen Forschungsergebnissen und deren Auswirkung auf den medizinischen Alltag. Auf spannende und unterhaltsame Weise werden so interessante Fragestellungen rund um die Medizin einem breiten Publikum allgemeinverständlich näher gebracht. Renommierte Ärztinnen, Ärzte und Spitzenforscher aus der deutschen Top-Universität sind der Garant für hervorragende Inhalte und großartige Einblicke in die Welt der Medizin.
Diese Reihe ist entstanden in Kooperation zwischen der Universitätsklinik und der medizinischen Fakultät Heidelberg und dem Springer-Verlag.

Mehr Informationen zu dieser Reihe auf http://www.springer.com/series/15356

Claudia Kesch

Markus Hohenfellner

Hrsg.

Aktuelles aus Klinik und Praxis der Urologie

Urologische Universitätsklinik Heidelberg

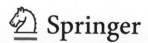 Springer

Herausgeber
Claudia Kesch
Urologische Universitätsklinik
Heidelberg
Heidelberg
Deutschland

Markus Hohenfellner
Urologische Universitätsklinik
Heidelberg
Heidelberg
Deutschland

WissenKompakt Medizin
ISBN 978-3-662-55472-2   ISBN 978-3-662-55473-9 (eBook)
https://doi.org/10.1007/978-3-662-55473-9

Die Deutsche Nationalbibliothek verzeichnet diese Publikation in der Deutschen Nationalbibliografie; detaillierte bibliografische Daten sind im Internet über http://dnb.d-nb. de abrufbar.

Umschlaggestaltung: deblik Berlin
Fotonachweis Umschlag: © Universitätsklinikum Heidelberg/Fotograf: Christian Buck

Gedruckt auf säurefreiem und chlorfrei gebleichtem Papier

Springer ist Teil von Springer Nature
Die eingetragene Gesellschaft ist Springer-Verlag GmbH Deutschland
Die Anschrift der Gesellschaft ist: Heidelberger Platz 3, 14197 Berlin, Germany

Geleitwort zur Reihe

- Medizin verständlich erklärt

Prävention und die Stärkung der Eigenverantwortung von Gesunden und Kranken sind wichtige Zukunftsaufgaben der Universitätsmedizin. Basis für den Weg zum mündigen Patienten sind verlässliche Informationen auf dem neusten Stand der Forschung, die von Ärztinnen und Ärzten, Wissenschaftlerinnen und Wissenschaftlern täglich geprüft werden. Das Internet liefert neben empfehlenswerten medizinischen Inhalten leider auch viele unseriöse Informationen. Die hilfreichen Ratschläge herausfiltern kann aber nur, wer sich einigermaßen auskennt. Menschen fundiert und verständlich über medizinische Zusammenhänge aufzuklären, wird daher künftig noch wichtiger als es bislang schon war.

In der neuen Sachbuchreihe WissenKompakt Medizin bringen namhafte Heidelberger Experten dem interessierten Leser die Vielseitigkeit der modernen Medizin nahe. Kein humanmedizinisches Fachchinesisch, keine langatmigen Studien und detailverliebten Kurven – am Puls aktueller Klinik, Forschung und Lehre gewinnen Sie, liebe Leserin und lieber Leser, spannende Einblicke in Körper und Geist. Sie erfahren, wie Sie selbst dazu beitragen können, möglichst lange gesund zu bleiben und welche Möglichkeiten moderne Medizin für Patienten bietet.

Wir freuen uns, dass der Springer Verlag Heidelberg, das Universitätsklinikum Heidelberg und die Medizinische Fakultät der Universität Heidelberg – alle beheimatet auf dem einzigartigen Medizincampus Im Neuenheimer Feld – gemeinsam diese neue Sachbuchreihe auf den Weg bringen. Ideengeber war die populäre Vortragsreihe „Medizin am Abend" am Universitätsklinikum Heidelberg in Kooperation mit der Rhein-Neckar-Zeitung. Seit 2013 hat sich diese höchst beliebte Veranstaltung zu einem wahren Publikumsmagneten entwickelt. Bis zu 800 Zuhörer strömen zu den rund zehn Lesungen pro Jahr, bei denen Chefärzte und Top-Forscher des Heidelberger Medizincampus im Hörsaal den interessierten Bürgerinnen und Bürgern Medizin nahe bringen. Sie erläutern in einfacher Sprache, wie man Tabletten richtig einnimmt, wie viel Alkohol erlaubt ist oder ob Sport tatsächlich krank macht. Anschaulich mit Witz und Charme erklärt, aber selbstredend hoch seriös – was die Vorlesungsreihe im weiten Umkreis um Heidelberg einzigartig und einzigartig populär macht.

Wir wünschen auch dieser Buchreihe viel Erfolg! Auf dass sie die Leserinnen und Leser mit spannenden Themen begeistert und gewinnbringend informiert. Wenn die Reihe dazu beiträgt, die ein oder andere Leserin, den ein oder anderen Leser länger gesund zu halten, dann haben wir viel erreicht.

Prof. Dr. Guido Adler
Ehem. Leitender Ärztlicher Direktor
Vorstandsvorsitzender
Universitätsklinikum Heidelberg

Prof. Dr. Wolfgang Herzog
Dekan
Medizinische Fakultät der Universität Heidelberg

Vorwort

Das vorliegende Buch wendet sich an alle, die sich für das Fachgebiet der Urologie interessieren, ohne dabei medizinische Vorkenntnisse vorauszusetzen. Es wird der aktuelle diagnostische und therapeutische Standard ausgewählter, häufiger urologischer (Krebs)erkrankungen erläutert, wobei in den einzelnen Kapiteln nicht strukturiert jeweils ein Krankheitsbild erörtert wird, sondern vielmehr die „hot-topics" der aktuellen Urologie diskutiert werden. Wir haben uns dabei bemüht, weitestgehend auf medizinische Fachsprache zu verzichten. Als Autoren ist uns bewusst, dass wir mit diesem Buch nur einen sehr begrenzten Einblick in das umfangreiche und faszinierende Fachgebiet Urologie geben können.

Wir danken dem Springer-Verlag und besonders Frau Astrid Horlacher für die Gelegenheit, uns mit diesem Sachbuch an eine breite Öffentlichkeit wenden zu dürfen.

Claudia Kesch
Markus Hohenfellner
Heidelberg, im Sommer 2017

Über die Herausgeber

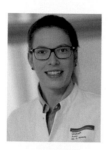

Dr. med. Claudia Kesch

- Geboren 1985 in Traunstein
- Medizinstudium und Promotion an der Philipps-Universität Marburg
- Seit 2013 Facharztausbildung an der Urologischen Universitätsklinik Heidelberg
- Seit 2017 Fellowship an der University of British Columbia, Vancouver, Kanada

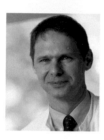

Prof. Dr. med. univ. Markus Hohenfellner

- Geboren 1958 in Wien
- Medizinstudium in Innsbruck, sowie an der London-University und an der University of Oxford
- 1988–1993 Facharztausbildung an der Universität Witten/Herdecke Wuppertal
- 1990–1991 Stipendiat an der Urologischen Universitätsklinik UC San Francisco
- 1994 Habilitation für Urologie
- Ab 1994 Oberarzt an der Urologischen Universitätsklinik Wuppertal bzw. Ab 1997 leitender Oberarzt an der Urologischen Universitätsklinik Mainz
- Seit 2003 Ärztlicher Direktor der Urologischen Universitätsklinik Heidelberg

Inhaltsverzeichnis

Autorenverzeichnis

Cathrin Arden
Urologische Universitätsklinik Heidelberg
Im Neuenheimer Feld, 110
69120 Heidelberg
Deutschland
Cathrin.Arden@med.uni-heidelberg.de

Svenja Dieffenbacher
Urologische Universitätsklinik Heidelberg
Im Neuenheimer Feld, 110
69120 Heidelberg
Deutschland
Svenja.Dieffenbacher@med.uni-heidelberg.
de

Stefan Duensing
Urologische Universitätsklinik Heidelberg
Im Neuenheimer Feld, 110
69120 Heidelberg
Deutschland
Stefan.Duensing@med.uni-heidelberg.de

Claudia Gasch
Urologische Universitätsklinik Heidelberg
Im Neuenheimer Feld, 110
69120 Heidelberg
Deutschland
Claudia.Gasch@med.uni-heidelberg.de

Björn Georgi
Urologische Universitätsklinik Heidelberg
Im Neuenheimer Feld, 110
69120 Heidelberg
Deutschland
Bjoern.Georgi@med.uni-heidelberg.de

Boris A. Hadaschik
Universitätsklinikum Essen (AöR), Klinik und
Poliklinik für Urologie, Uroonkologie und
Kinderurologie
Hufelandstr.55
45122 Essen
Deutschland
boris.hadaschik@uk-essen.de

Gencay Hatiboglu
Urologische Universitätsklinik Heidelberg
Im Neuenheimer Feld, 110
69120 Heidelberg
Deutschland
Gencay.Hatiboglu@med.uni-heidelberg.de

Luisa Hofer
Urologische Universitätsklinik Heidelberg
Im Neuenheimer Feld, 110
69120 Heidelberg
Deutschland

Markus Hohenfellner
Urologische Universitätsklinik Heidelberg
Im Neuenheimer Feld, 110
69120 Heidelberg
Deutschland
Markus.Hohenfellner@med.uni-heidelberg.
de

Claudia Kesch
Urologische Universitätsklinik Heidelberg
Im Neuenheimer Feld, 110
69120 Heidelberg
Deutschland
Claudia.Kesch@med.uni-heidelberg.de

Joanne Nyarangi-Dix
Urologische Universitätsklinik Heidelberg
Im Neuenheimer Feld, 110
69120 Heidelberg
Deutschland
Joan.Nyarangi-Dix@med.uni-heidelberg.de

Jan P. Radtke
Urologische Universitätsklinik Heidelberg
Im Neuenheimer Feld, 110
69120 Heidelberg
Deutschland
JanPhilipp.Radtke@med.uni-heidelberg.de

Tobias Simpfendörfer

Urologische Universitätsklinik Heidelberg
Im Neuenheimer Feld, 110
69120 Heidelberg
Deutschland
Tobias.Simpfendoerfer@med.uni-
heidelberg.de

Dogu Teber

Urologische Universitätsklinik Heidelberg
Im Neuenheimer Feld, 110
69120 Heidelberg
Deutschland
Dogu.Teber@med.uni-heidelberg.de

Prostatakrebsdiagnostik: Die MRT-Ultraschall-Fusionsbiopsie

Claudia Kesch, Jan P. Radtke, Boris A. Hadaschik, und Markus Hohenfellner

© Springer-Verlag GmbH Deutschland 2018
C. Kesch, M. Hohenfellner, (Hrsg.), *Aktuelles aus Klinik und Praxis der Urologie*,
WissenKompakt Medizin, https://doi.org/10.1007/978-3-662-55473-9_1

1.1   Einleitung

Prostatakrebs, d. h. eine bösartige Wucherung in der Vorsteherdrüse, ist die häufigste Krebs-erkrankung bei Männern in Deutschland. Die Zahl der Neuerkrankungen pro Jahr steigt kontinuierlich an. 2011 lag sie bei etwa 64.500 [1]. Das mittlere Erkrankungsalter liegt derzeit bei 69,5 Jahren [2]. Behalten die aktuellen Bevölkerungsprognosen, welche bis 2050 eine Verdopplung des Anteils der über 60-Jährigen erwarten, recht, ist davon auszugehen, dass auch die Anzahl an Prostatakrebserkrankungen deutlich zunehmen wird.

Die Sterblichkeit an Prostatakrebs ist jedoch bereits seit mehreren Jahren rückläufig [1]. Während ca. 40 % der Männer in westlichen Industrienationen in ihrem Leben ein Prostatakarzinom entwickeln, werden nur 10 % Symptome zeigen und 3 % daran versterben. Das entspricht 10,1 % aller tödlich verlaufenden Krebserkrankungen. Damit steht das Prostatakarzinom an dritter Stelle der Krebstodesursachen und an siebter Stelle aller Todesursachen. Dabei ist generell davon auszugehen, dass die Lebenserwartung von Männern, die an Prostatakrebs versterben, höher ist als von Männern, die an anderen Ursachen versterben [2].

Diese demografischen Fakten verleihen der Diagnostik und der Therapie des Prostatakarzinoms sowie deren Weiterentwicklung mehr und mehr Bedeutung.

1.2   Wer braucht überhaupt eine Prostatabiopsie?

Männern, bei denen eine verdächtige Verhärtung der Prostata in der digital-rektalen Untersuchung ertastet wurde, wird eine Entnahme von Prostatagewebe mittels einer feinen Nadel (Prostatabiopsie) empfohlen [2]. Das Gewebe wird anschließend durch einen Pathologen genau begutachtet und bez. des Vorliegens von Krebszellen oder anderen Erkrankungen beurteilt. Auch eine Erhöhung des PSA-Wertes kann die Empfehlung zur Biopsie nach sich ziehen.

1.3   PSA und PSA-Bestimmung

PSA (prostataspezifisches Antigen) ist ein Eiweiß, das von den Prostatadrüsen produziert wird und zur Verflüssigung des Ejakulats dient. Ein geringer Teil geht in das Blut über und liegt dort zum Großteil an andere Eiweiße gebunden und zu einem kleineren Teil als sog. freies PSA vor.

> Je nach Alter besteht ab einem Gesamt-PSA im Blut über 3–4 ng/ml der Verdacht auf ein Prostatakarzinom.

Ein erhöhter PSA-Wert sollte zunächst einmal kontrolliert werden. Neben dem Vorliegen eines Prostatakarzinoms können auch andere Ursachen wie z. B. eine Vergrößerung der Prostata oder eine Harnwegsinfektion zu einer Erhöhung des PSA-Wertes führen. Die Bestimmung der Prostatagröße kann daher helfen, den PSA-Wert richtig zu interpretieren, und sollte in die Entscheidung zur Biopsie miteinfließen. Auch kann die Bestimmung des freien PSA helfen, da der Anteil des freien PSA vor allem mit einer gutartigen Vergrößerung der Prostata steigt [2].

Zur Früherkennung des Prostatakarzinoms wird derzeit von den gesetzlichen Krankenkassen allerdings nur die digital-rektale Untersuchung, also das Abtasten der Prostata über den Enddarm, für Männer ab 45 Jahren angeboten [3]. Die Bestimmung des PSA-Wertes, der wichtige Hinweise auf das Vorliegen eines Prostatakarzinoms geben kann, wird aktuell nur als individuelle

Gesundheitsleistung (IGeL) angeboten, da der Nutzen eines PSA-Screenings lange Zeit kontrovers diskutiert wurde. Dies begründet sich im Wesentlichen durch die Ergebnisse des „Prostate, Lung, Colorectal and Ovarian (PLCO) Cancer Screening Trial", einer großen amerikanischen Studie, in der u. a. das PSA-basierte Prostatakarzinomscreening untersucht wurde. Männer, die ein strukturiertes, jährliches PSA-Screening erhielten, wurden hier mit Männern einer Kontrollgruppe verglichen. In den beiden Gruppen zeigte sich kein signifikanter Unterschied bez. der prostatakarzinomspezifischen Mortalität. Hieraus wurde geschlossen, dass das PSA-Screening keinen Benefit hat [4]. Erst 2016 wurde bekannt, dass fast 90 % der Männer mindestens einen PSA-Test vor oder während der Studie erhielten und kumulativ in der Kontrollgruppe sogar mehr PSA-Tests als in der PSA-Screeninggruppe durchgeführt wurden [5]. Gleichzeitig zeigte eine große europäische Studie (ERSPC) in einer Subgruppe von 55- bis 69-jährigen Männern eine Reduktion der prostatakarzinombedingten Sterblichkeit durch PSA-Screening um 21 % [6]. Zwar werden auch, insbesondere bei älteren Patienten, Tumoren entdeckt, die wahrscheinlich nie gefährlich und klinisch relevant geworden wären. Trotzdem erhalten und wünschen diese Patienten nach Diagnosestellung häufig eine für sie evtl. psychisch oder körperlich belastende Therapie. Änderungen der existierenden PSA-Screeningstrategien, z. B. der Häufigkeit der PSA-Wert-Bestimmung oder des Grenzbereiches, könnten helfen, dieses Dilemma zu lösen und die Verwendung von PSA zu optimieren [7]. So wird aktuell in Deutschland eine weltweit einzigartige Studie, die PROBASE-Studie („Risk-adapted prostate cancer early detection study based on a ,baseline' PSA value in young men – a prospective multicenter randomized trial") durchgeführt [8]. Hierbei wird ein modernes, risikoadaptiertes Konzept zum generellen PSA-Screening untersucht, bei dem die PSA-Tests in Abhängigkeit vom individuellen Risiko des Mannes, das anhand eines Basis-PSA-Wertes im Alter von 45 bzw. 50 Jahren ermittelt wird, erfolgen.

1.4 Welche Biopsiemöglichkeiten gibt es?

Wird einem Patienten aufgrund des Tastbefundes oder eines erhöhten PSA-Wertes die Durchführung einer Prostatabiopsie empfohlen, gibt es heutzutage mehrere Möglichkeiten, die Gewebeproben aus der Prostata zu entnehmen. Traditionell erfolgt die Biopsie 12fach TRUS-gesteuert (▶ Abschn. 1.4.1). Heutzutage spielen aber auch MRT-gesteuerte Verfahren eine immer größere Rolle. Im Folgenden werden die MRT (Magnetresonanztomografie) der Prostata sowie die einzelnen Verfahren kurz vorgestellt. Anschließend wird exemplarisch das aktuell in der Urologischen Universitätsklinik Heidelberg verwendete System ausführlicher beschrieben.

1.4.1 Die Standard-12fach-TRUS-Biopsie

Die aktuell am häufigsten durchgeführte Methode der Prostatabiopsie erfolgt unter transrektaler Ultraschall(TRUS)-Kontrolle (◻ Abb. 1.1). Die Biopsienadel wird dabei zumeist über eine Führungshilfe durch den Enddarm eingeführt. Es sollten in der Regel 10–12 Gewebezylinder entnommen werden [2]. Normalerweise werden dabei jeweils 5–6 Biopsien aus dem rechten und 5–6 Biopsien aus dem linken Prostatalappen entnommen. Zwei Biopsien werden jeweils aus dem Bereich unmittelbar unterhalb der Harnblase (= Basis), 2 Biopsien aus dem mittleren Bereich und 1–2 Biopsien aus der Spitze der Prostata (= Apex) entnommen. Eine der beiden Biopsien wird mittiger (= medial) und eine seitlicher (= lateral) platziert. Die TRUS-Biopsie kann nach Injektion lokaler Schmerzmittel (= Lokalanästhesie) erfolgen. Diese werden aber nicht zwingend benötigt.

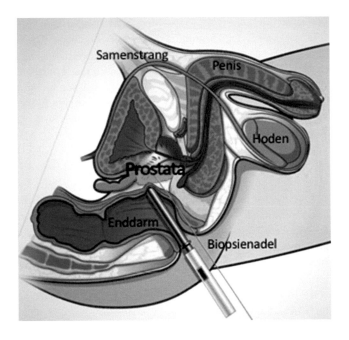

Abb. 1.1   Schematische Darstellung einer transrektalen, ultraschallgesteuerten (TRUS-) Biopsie

Da neben Ultraschallgerät und Biopsienadel keine weiteren Gerätschaften benötigt werden und der Zeitaufwand gering ist, kann die 12fach-TRUS-Biopsie für gewöhnlich in jeder urologischen Praxis durchgeführt werden. Häufig erfolgt durch die klassische 12fach-TRUS-Biopsie aber nur eine unzureichende Charakterisierung der Prostatakarzinome, da Tumoren übersehen und in 44–50 % die Aggressivität der Tumoren unterschätzt wird [9, 10].

1.4.2   Die multiparametrische MRT der Prostata

Als ergänzendes Verfahren zur Prostatakarzinomdiagnostik findet die MRT (■ Abb. 1.2) immer häufiger Anwendung. Seit 2012 von der European Society of Urogenital Radiology (ESUR) erstmals Leitlinien zur standardisierten Durchführung und Befundung der MRT der Prostata veröffentlicht wurden, wird die diagnostische Güte der MRT fortwährend verbessert [11]. Aktuell sollte die Durchführung und Befundung der MRT der Prostata gemäß PI-RADS (Prostate Imaging-Reporting and Data System) Version 2 der Leitlinie des American College of Radiology und der ESUR erfolgen [12].

Die Durchführung der MRT sollte dabei mindestens mit einem Gerät der Feldstärke 1,5 Tesla, noch besser aber mit der Feldstärke 3 Tesla erfolgen. Es müssen mehrere verschiedene Aufnahmeserien, sog. Sequenzen, erfolgen. Die T2-gewichtete Sequenz stellt dabei die Prostata mit ihrer zonalen Schichtung besonders gut dar. Die T2-gewichtete Sequenz wird genutzt, um Tumoren der Übergangs-(= Transitions-)Zone der Prostata zu beurteilen. Tumoren stellen sich in dieser Sequenz signalarm, also dunkel, dar. Die DWI(diffusion weighted imaging)-Sequenzen (= diffusionsgewichteten Sequenzen) bilden vereinfacht die Beweglichkeit von Wasserstoffmolekülen im Gewebe ab. Diese ist in Tumoren aufgrund der erhöhten Gewebedichte eingeschränkt. Aus mehreren DWI-Sequenzen kann in der Folge eine Parameterkarte, eine sog. ADC(apparent diffusion

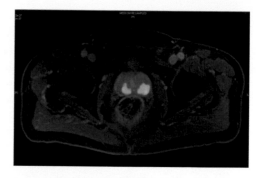

◼ **Abb. 1.2** MRT der Prostata mit zwei tumorsuspekten Arealen, die hier mithilfe PSMA-Tracer angefärbt sind. *PSMA* prostataspezifisches Membranantigen

coeficient)-Map, berechnet werden. DWI-Sequenzen und ADC-Map werden verwendet, um die äußere (= periphere) Zone der Prostata zu beurteilen. Dies ist die Zone, in der sich Tumoren am häufigsten befinden. In den DWI-Sequenzen stellen sich Tumoren dabei signalreich, also hell, und in der ADC-Map signalarm, also dunkel, dar. Die DCE(dynamic contrast enhancement)-Sequenz ist eine Perfusionsbildgebung. Sie quantifiziert die Durchblutung der Prostata und kann helfen, verdächtige T2- oder DWI-Areale genauer zu charakterisieren. Außerdem wird eine sog. T1-gewichtete Sequenz durchgeführt. Diese eignet sich besonders gut, um das Umfeld der Prostata z. B. hinsichtlich einer möglichen Streuung von Krebszellen zu beurteilen.

Durch den Radiologen werden die vorliegenden Bilder dann pro auffälligem Areal nach einem Risikoscore, dem sog. PI-RADS-Score, von 1–5 beurteilt [12]:

PI-RADS-Score
- Score 1: Das Vorliegen eines klinisch relevanten Tumors ist höchst unwahrscheinlich
- Score 2: Das Vorliegen eines klinisch relevanten Tumors ist unwahrscheinlich
- Score 3: Das Vorliegen eines klinisch relevanten Tumors ist genauso wahrscheinlich wie unwahrscheinlich
- Score 4: Das Vorliegen eines klinisch relevanten Tumors ist wahrscheinlich
- Score 5: Das Vorliegen eines klinisch relevanten Tumors ist höchstwahrscheinlich

---

Zwar hat dieser Risikoscore mittlerweile exzellente positive und negative prädiktive Werte, die Entnahme der Gewebeprobe aus der Prostata zur endgültigen Diagnosesicherung kann dadurch allerdings nicht ersetzt werden [13]. Daher ist es wichtig, dass neben dem schriftlichen Befund auch eine grafische Darstellung an den Urologen bzw. weiterbehandelnden Arzt übermittelt wird, sodass dieser verdächtige Areale bei der Probenentnahme gesondert berücksichtigen kann.

1.4.3 MRT-navigierte Verfahren

Da die Diagnostik des Prostatakarzinoms durch die MRT wesentlich unterstützt wird, erfolgt die Durchführung einer MRT heutzutage häufig vor der Biopsie. Anschließend gibt es mehrere Möglichkeiten, wie die MRT-Informationen zur Verbesserung der Biopsie genutzt werden können. Ihnen allen ist gemeinsam, dass sie die Detektionsraten klinisch relevanter Tumoren im Vergleich zur 12fach-TRUS-Biopsie deutlich erhöhen [14, 15].

Kognitive MRT-Ultraschall-Fusionsbiopsie

Das Prinzip der kognitiven MRT-Ultraschall-Fusionsbiopsie beruht darauf, dass der Urologe nach Erhalt des MRT-Befundes unter Berücksichtigung der tumorverdächtigen Areale eine herkömmliche Biopsie der Prostata durchführt (▶ Abschn. 1.4.1). Eine Fusion im eigentlichen Sinne findet hier also nur im Kopf des Urologen statt. Trotzdem konnte gezeigt werden, dass durch diese Technik die Detektionsrate gesteigert werden kann und zusätzlich klinisch relevante Tumoren detektiert werden können [16, 17]. Vorteile dieser Methode liegen in der einfachen und kostengünstigen Durchführbarkeit ohne größeren zeitlichen Mehraufwand, sodass die Biopsie in jeder urologischen Praxis erfolgen kann. Der Einsatz dieser Technik erfordert allerdings eine entsprechende Expertise des Urologen in der Ultraschall- und MRT-Diagnostik und eine gute Vernetzung mit den befundenden Radiologen. Leider ist eine Dokumentation der exakten Entnahmestelle der Biopsien bei der Verwendung herkömmlicher Ultraschallgeräte nicht möglich. Im Falle einer Gewebeprobe ohne Tumornachweis kann daher im Nachhinein nicht mehr nachvollzogen werden, ob die Probenentnahme tatsächlich am Ort der MRT-verdächtigen Areale erfolgte oder doch daran vorbeigestochen wurde.

„In-bore" – die Biopsie in der MRT

Eine sichere Methode zur exakten Biopsie von MRT-tumorverdächtigen Arealen stellt die direkte Probenentnahme in der MRT dar. Der Zugangsweg ist dabei zumeist transrektal, die Probenentnahme kann aber auch durch die Haut des Dammes (transperineal) oder Gesäßes (transgluteal) erfolgen. Aufgrund des zeitlich enormen Aufwands erfolgt bei der In-bore-Biopsie lediglich eine Probenentnahme aus bildgebend verdächtigen Arealen. Hiermit werden vor allem klinisch relevante Tumoren diagnostiziert [18]. Es gibt aber auch zu einem geringen Prozentsatz (ca. 10 %) aggressive Tumoren, die in der MRT nicht abgebildet werden und die somit mit dieser Biopsiemethode auch nicht diagnostiziert werden können [19]. Zusätzlich ist eine Probenentnahme bedingt durch den langen Aufenthalt im Magnetresonanztomografen und die damit einhergehende Lagerung für den Patienten belastend.

Computerassistierte MRT-Ultraschall-Fusionsbiopsie

Das Prinzip der computerassistierten Fusionierung beruht auf der Fusion eines Live-Ultraschalls mit der zuvor erfolgten MRT. Hierbei wird die Prostata zunächst im MRT-Bild segmentiert, d. h. die Konturen der Prostata sowie tumorverdächtiger Areale werden eingezeichnet. In Abhängigkeit vom klinischen Alltag und des verwendeten Systems erfolgt dies durch Urologen oder Radiologen, und zwar entweder manuell oder automatisch unter manueller Kontrolle. Bei manchen Systemen ist zusätzlich die Segmentierung des Ultraschallbildes notwendig. Die Generierung der Ultraschallbilder erfolgt zunächst zweidimensional mittels transrektalen Ultraschalls über den Enddarm. Anschließend werden diese Bilder durch die von Hersteller zu Hersteller variierende Software zu einem dreidimensionalen Datensatz rekonstruiert. Im folgenden Schritt werden nun die MRT-Bilder mit den Ultraschallbildern fusioniert, also digital übereinandergelegt. Hierbei unterscheiden sich die aktuell auf dem Markt verfügbaren Systeme im Wesentlichen in der Art der Fusion. Diese kann rigide oder elastisch erfolgen. Bei der **rigiden Fusion** werden die Konturen von Ultraschall und MRT durch Drehung und Vergrößerung der Datensätze möglichst identisch übereinandergelegt. Manchmal entsprechen die Konturen der Prostata in der MRT durch Verformung nicht exakt den Konturen der Prostata im Ultraschallbild. Hierfür gibt es diverse Gründe wie z. B.

- die unterschiedliche Lagerung des Patienten während MRT und Ultraschall,
- einen unterschiedlichen Füllungszustand des Enddarmes und
- eine eventuelle Kompression der Prostata durch den transrektalen Ultraschallkopf.

Hier versucht die **elastische Fusion** entgegenzuwirken. Diese ermöglicht die digitale Deformation der Prostata im MRT-Bild, um sie der aktuellen Form der Prostata im Ultraschallbild anzupassen. Die räumliche Orientierung während der anschließenden Probenentnahme erfolgt dabei entweder über einen elektromagnetischen Sensor, über einen optischen Sensor oder über mechanische Gelenke, welche die Bewegungen der hiermit statisch verbundenen Ultraschallsonde räumlich kodieren [20]. Ein weiteres wesentliches Unterscheidungsmerkmal der einzelnen Biopsiesysteme liegt im Zugangsweg, über den die Gewebeproben entnommen werden. Dies kann entweder transrektal oder transperineal, also über den Damm, erfolgen. Das Vorgehen über die Haut des Dammes scheint dabei insbesondere in Anbetracht der Zunahme multiresistenter Keime hinsichtlich infektiöser Komplikationen vorteilhaft [21], da die Infektionsrate bei perkutaner transperinealer Biopsietechnik extrem niedrig ist. Nachteile der MRT-Ultraschall-Fusionsbiopsie liegen in den teilweise sehr hohen Anschaffungskosten der Gerätschaften sowie dem höheren zeitlichen Aufwand verglichen mit der Standard-12fach-TRUS-Biopsie. Diese scheinen aber in Anbetracht der hohen diagnostischen Sicherheit und gesteigerten Präzision gerechtfertigt.

1.4.4   Die MRT-Ultraschall-Fusionsbiopsie in Heidelberg

Patienten, die sich zur Durchführung einer MRT-Ultraschall-Fusionsbiopsie in der urologischen Abteilung des Universitätsklinikums Heidelberg entscheiden, können diese entweder mit einer von extern mitgebrachten MRT durchführen oder optimalerweise die MRT in der Abteilung für Radiologie des Deutschen Krebsforschungszentrums Heidelberg aufnehmen lassen. Hier erfolgen Durchführung und Befundung standardisiert nach der PI-RADS-Klassifikation, wie in ▶ Abschn. 1.4.2 beschrieben.

Vor Durchführung der Biopsie werden die Patienten zunächst eingehend untersucht (körperliche Untersuchung inkl. digital-rektaler Untersuchung, Sonografie von Niere, Blase und Prostata, Urinstatuskontrolle und Blutentnahme). Außerdem erhalten die Patienten ein ausführliches Aufklärungsgespräch über den Ablauf der Biopsie sowie über deren Risiken und Komplikationen. Neben allgemeinen Operationskomplikationen wie Infektionen und Blutungen kann es für einen kurzen Zeitraum nach der Biopsie zu Blut im Urin (Hämaturie) oder im Ejakulat (Hämatospermie) kommen. Insbesondere bei Patienten, die schon vor der Biopsie einen stark abgeschwächten Harnstrahl haben, kann es in seltenen Fällen nach der Biopsie zu einem Harnverhalt, also zur Unfähigkeit zu urinieren, kommen. Dann ist für einige Tage eine Versorgung mit einem Katheter notwendig. Auch kann die Erektionsfähigkeit nach einer Biopsie temporär vermindert sein.

Neben der Beratung und Aufklärung durch einen Urologen erfolgt eine Beratung und Aufklärung durch einen Narkosearzt, da die Biopsie in der Klinik in Narkose durchgeführt wird. Verfügt der Patient über eine Begleitperson, kann der Eingriff in der Regel tagesstationär erfolgen.

Für die Biopsie selbst erfolgt die Verwendung des BiopSee®-Systems (Medcom, Darmstadt) [22] (◻ Abb. 1.3) sowie des UroNav-Systems (Invivo, Florida). Die Entnahme der Gewebeproben erfolgt über den Damm unter sterilen Bedingungen. In der Regel werden 4 Biopsien aus jedem tumorverdächtigen Areal entnommen, wobei es aufgrund unterschiedlicher Volumina der verdächtigen Areale bei der Anzahl der Biopsien zu Schwankungen kommen kann. Neben diesen **gezielten Biopsien** erfolgen auch **systematische Biopsien** (◻ Abb. 1.4), damit keine

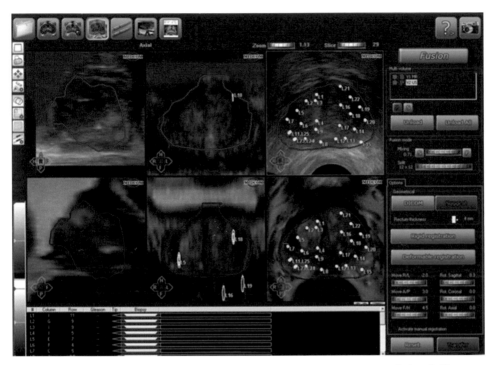

☐ **Abb. 1.3** MRT-Ultraschall-Fusionsbiopsie mit dem BiopSee®-System: Fusion von MRT und Ultraschall bei einem Patienten mit PI-RADS-3-Läsion

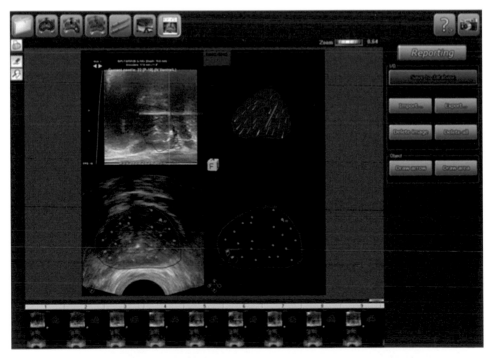

☐ **Abb. 1.4** MRT-Ultraschall-Fusionsbiopsie mit dem BiopSee®-System: Entnahme einer gezielten Biopsie unter Live-Ultraschallkontrolle

Tumoren, die der MRT entgehen, verpasst werden. Die Positionen der systematischen Nadeln können hierbei automatisch so bestimmt werden, dass alle klinisch relevanten Tumoren detektiert werden.

> Die Gesamtanzahl der entnommen Biopsien hängt wesentlich von der Größe und Anzahl der tumorverdächtigen Areale sowie von dem Gesamtvolumen der Prostata ab. Sie liegt in der Regel zwischen 15–36 Biopsien. Die Kombination gezielter und systematischer Biopsien ermöglicht eine maximal hohe Patientensicherheit [14].

Gleichzeitig werden so zwar auch Tumoren detektiert, die evtl. nie klinisch relevant geworden wären, die exzellente Charakterisierung dieser Tumoren ermöglicht aber in diesen Fällen eine sichere aktive Überwachung der Erkrankung, ohne dass zwingend eine aktive Therapie erfolgen muss (Active Surveillance) [19].

1.5 Nach der Biopsie: Prostatakrebs – und jetzt?

Wurde durch die Biopsie ein Prostatakarzinom diagnostiziert, gibt es je nach Tumoraggressivität mehrere Möglichkeiten, weiterzuverfahren. Zunächst einmal ist wichtig, dass nicht jeder Tumor der Prostata gefährlich ist. Daher muss nicht jeder Tumor zwingend therapiert werden. Bildgebende Verfahren und pathologischer Befundbericht erlauben eine genaue Charakterisierung der Ausdehnung und Aggressivität der Tumoren. Letztere wird nach dem neuen WHO-Grading [23] in 5 Gruppen unterteilt, wobei Gruppe 1 am wenigsten aggressiv und Gruppe 5 am aggressivsten ist.

Noch weniger aggressiv als Tumoren der Gruppe 1 werden sog. ausgedehnte High-Grade-PIN-Befunde („prostatic intraepithelial neoplasia") und ASAP-Befunde („atypical small acinar proliferations") eingestuft. Hier wird nach den deutschen Leitlinien zur Früherkennung, Diagnose und Therapie des Prostatakarzinoms eine erneute Biopsie innerhalb von 6 Monaten empfohlen [2].

Patienten mit einem Tumor der Gruppe 1 in maximal 20 % der entnommen Biopsien und einem Tumorbefall ≤50 % pro entnommener Probe sowie einem PSA-Wert ≤10 ng/ml und einem negativen Tastbefund können neben einer aktiven Therapie auch das Konzept der aktiven Überwachung realisieren. Dieses beinhaltet PSA-Wert-Bestimmungen und klinische Untersuchungen im dreimonatlichen Intervall sowie befundabhängig eine erneute MRT und Biopsie nach 6–12 Monaten. Danach sollen Biopsien in den ersten 3 Jahren alle 12–18 Monate vorgenommen werden, später bei stabilem Befund alle 3 Jahre [2].

Allen anderen Patienten mit einem lokal begrenzten, klinisch nicht metastasierten Prostatakarzinom sollte bei entsprechend hoher Lebenserwartung eine aktive Therapie empfohlen werden. Diese beinhaltet leitliniengerecht eine operative Entfernung der Prostata (die radikale Prostatektomie), welche offen oder in Schlüssellochtechnik mittels OP-Roboter (Da-Vinci) durchgeführt werden kann (▶ Kap. 4) oder ein Bestrahlung der Prostata. Außerdem können im Rahmen von Studien auch fokale Therapieverfahren (z. B. mit einem hoch fokussierten Ultraschall) zum Einsatz kommen.

Patienten mit aggressiven Tumoren sollten vor einer Therapieentscheidung zum Ausschluss von Metastasen zunächst eine Umfelddiagnostik mithilfe einer Kernspintomografie oder Computertomografie des Abdomens und eine Knochenszintigrafie durchführen lassen. Für diese Patienten ist oft ein multimodales Therapiekonzept zu empfehlen (▶ Kap. 5).

Literatur

[1] RobertKoch Institut (2015) Gesundheitsberichterstattung des Bundes gemeinsam getragen von RKI und DESTATIS. Gesundheit in Deutschland 2015. https://www.rki.de/DE/Content/Gesundheitsmonitoring/Gesundheitsberichterstattung/GesInDtld/gesundheit_in_deutschland_2015.pdf?__blob=publicationFile. Zugegriffen: 21. Februar. 2017
[2] AWMF (2016) Interdisziplinäre Leitlinien der Qualität S3 zur Früherkennung, Diagnose und Therapie der verschiedenen Stadien des Prostatakarzinoms. Langversion 4.0, AWMF-Register-Nummer 043/022OL. http://www.awmf.org/uploads/tx_szleitlinien/043-022OLl_S3_Prostatakarzinom_2016-12.pdf. Zugegriffen: 21. Februar. 2017
[3] Robert Koch Institut (2012) Epidemiologie und Früherkennung häufiger Krebserkrankungen in Deutschland. https://www.rki.de/DE/Content/Gesundheitsmonitoring/Gesundheitsberichterstattung/GBEDownloadsK/2012_4_Krebserkrankungen.pdf?__blob=publicationFile. Zugegriffen: 21. Februar. 2017
[4] Andriole GL et al (2009) Mortality results from a randomized prostate-cancer screening trial. N Engl J Med 360:1310–1319
[5] Shoag JE, Mittal S, Hu JC (2016) Reevaluating PSA testing rates in the PLCO trial. N Engl J Med 374:1795–1796
[6] Schröder FH et al (2012) Prostate-cancer mortality at 11 years of follow-up. N Engl J Med 366:981–990
[7] Cuzick J et al (2014) Prevention and early detection of prostate cancer. Lancet Oncol 15: e484–e492
[8] Arsov C et al (2013) Prospective randomized evaluation of risk-adapted prostate-specific antigen screening in young men: the PROBASE trial. Eur Urol 64:873–875
[9] Dinh KT et al (2015) Incidence and predictors of upgrading and up staging among 10,000 contemporary patients with low risk prostate cancer. J Urol 194:343–349
[10] Shaw GL et al(2014) Identification of pathologically insignificant prostate cancer is not accurate in unscreened men. Br J Cancer 110: 2405–2411
[11] Barentsz JO et al(2012) ESUR prostate MR guidelines 2012. Eur Radiol 22:746–757
[12] Barentsz JO et al (2016) Synopsis of the PI-RADS v2 guidelines for multiparametric prostate magnetic resonance imaging and recommendations for use. Eur Urol 69:41–49
[13] Hamoen EHJ, de Rooij M, Witjes JA et al (2015) Use of the prostate imaging reporting and data system (PI-RADS) for prostate cancer detection with multiparametric magnetic resonance imaging: a diagnostic meta-analysis. Eur Urol 67:1112–1121
[14] Radtke JP et al (2016) Multiparametric magnetic resonance imaging (MRI) and MRI-transrectal ultrasound fusion biopsy for index tumor detection: correlation with radical prostatectomy specimen. Eur Urol. https://doi.org/10.1016/j.eururo.2015.12.052
[15] Siddiqui MM et al (2015) Comparison of MR/ultrasound fusion-guided biopsy with ultrasound-guided biopsy for the diagnosis of prostate cancer. JAMA 313:390–397
[16] Moore CM et al (2013) Image-guided prostate biopsy using magnetic resonance imaging–derived targets: a systematic review. Eur Urol 63:125–140
[17] Panebianco V et al (2015) Multiparametric magnetic resonance imaging vs. standard care in men being evaluated for prostate cancer: a randomized study. Urol Oncol Semin Orig Investig 33:17.e1–17.e7
[18] Hoeks CMA et al (2012) Three-tesla magnetic resonance–guided prostate biopsy in men with increased prostate-specific antigen and repeated, negative, random, systematic, transrectal ultrasound biopsies: detection of clinically significant prostate cancers. Eur Urol 62:902–909
[19] Radtke JP, Teber D, Hohenfellner M, Hadaschik BA (2015) The current and future role of magnetic resonance imaging in prostate cancer detection and management. Transl Androl Urol 4:326–341
[20] Ukimura O, Hung AJ, Gill IS (2011) Innovations in prostate biopsy strategies for active surveillance and focal therapy. Curr Opin Urol 21:115–120
[21] Grummet JP et al (2014) Sepsis and „superbugs": should we favour the transperineal over the transrectal approach for prostate biopsy? BJU Int 114:384–388
[22] Hadaschik BA et al (2011) A novel stereotactic prostate biopsy system integrating pre-interventional magnetic resonance imaging and live ultrasound fusion. J Urol 186:2214–2220
[23] Gordetsky J, Epstein J (2016) Grading of prostatic adenocarcinoma: current state and prognostic implications. Diagn Pathol 11:25

Multimodale Therapie des Prostatakarzinoms

Svenja Dieffenbacher, Björn Georgi, Stefan Duensing, und Markus Hohenfellner

© Springer-Verlag GmbH Deutschland 2018
C. Kesch, M. Hohenfellner, (Hrsg.), *Aktuelles aus Klinik und Praxis der Urologie*,
WissenKompakt Medizin, https://doi.org/10.1007/978-3-662-55473-9_2

2.1 Einleitung

Ein Viertel der jährlich in Deutschland neu diagnostizierten Krebserkrankungen sind urologische Tumoren, deren Behandlung zunehmend komplexer und interdisziplinärer wird. Um Erkenntnisse aus der molekularbiologischen Forschung unmittelbar anwenden und in Therapiestudien umsetzen zu können, sind nach US-amerikanischem Vorbild auch in Deutschland Krebszentren, sog. Comprehensive Cancer Center, entstanden, in denen Forschungslaboratorien und Kliniken eng zusammenarbeiten [1].

Am Beispiel des Prostatakarzinoms soll exemplarisch dargestellt werden, wie aktuell neue Erkenntnisse aus der molekularen und translationalen Forschung in neue Behandlungsansätze umgesetzt werden. Dabei ist das Stichwort der multimodalen Diagnostik und Therapie, d. h. eine Kombination verschiedener, zum Teil komplementärer Ansätze zur Erkennung und Behandlung des Tumors, aktuell von größter Bedeutung.

Neben Definition des Prostatakarzinoms, Darstellung des Gleason-Scores und des Epstein-Gradings sollen die für den Therapiealgorithmus relevanten Risikoklassifikationen vorgestellt werden.

Im weiteren Verlauf werden diagnostische Abläufe und zur Verfügung stehende Therapieoptionen für das lokal begrenzte und primär metastasierte Prostatakarzinom beleuchtet sowie Konzepte lokaler, fokaler und multimodaler Therapie erläutert und diskutiert.

2.2 Diagnostik

Neben Funktionen im Rahmen des Hormonhaushaltes und der Kontinenzsicherung produziert die Prostata als Drüsengewebe 60–70 % der Ejakulatflüssigkeit, welche die Beweglichkeit der Spermien verbessert. Das prostataspezifische Antigen (PSA) ist dabei proteingebunden und verflüssigt das Ejakulat.

> **❯** Das im Rahmen einer Blutuntersuchung laborchemisch messbare PSA ist prostataspezifisch, aber nicht tumorspezifisch.

Neben einem Prostatakarzinom können eine Entzündung der Prostata (Prostatitis), Manipulationen an der Prostata, eine gutartige Prostatavergrößerung (BPH, benigne Prostatahyperplasie) PSA-Wert-Erhöhungen bedingen.

Der Cut-off-Wert, oberhalb dessen mit dem Patienten eine Biopsie besprochen werden sollte, wird in der Leitlinie der EAU (European Association of Urology) und der deutschen S3-Leitlinie zum Prostatakarzinom mit 4 ng/ml definiert.

> **❯** Im Falle eines PSA-Wertes > 4 ng/ml, eines karzinomverdächtigen Tastbefundes in der digital-rektalen Untersuchung oder eines auffälligen PSA-Anstiegs sollte dem Patienten eine Probenentnahme aus der Prostata empfohlen werden.

Mit dem Patienten sollten dabei prospektiv die zur Verfügung stehenden Biopsiemethoden sowie die sich aus einer Biopsie möglicherweise ergebende therapeutische Konsequenz diskutiert werden. Dabei muss auf die individuelle Situation des Patienten, Patientenalter und Begleiterkrankungen eingegangen werden.

Mikroskopisch liefert die Prostata ein typisches Bild, eine Histoarchitektur. Der Pathologe beurteilt, inwiefern Prostatakarzinomzellen diese typische Histoarchitektur zerstören und das aus Drüsengängen und Bindewebe (Stroma) bestehende Bild verändern.

Histopathologisch (feingeweblich) spiegeln der sog. Gleason-Score und seit 2015 das Epstein-Grading die Aggressivität des Tumors und den Grad der Gewebeveränderung im Vergleich zu normalen Prostatadrüsenverbänden wie folgt wider:

Gleason-Score und Epstein-Grading
- Gleason-Score 3 + 3 = 6 entspricht Risikogruppe 1
- Gleason-Score 3 + 4 = 7a entspricht Risikogruppe 2
- Gleason-Score 4 + 3 = 7b entspricht Risikogruppe 3
- Gleason-Score 4 + 4 = 8 entspricht Risikogruppe 4
- Gleason-Score 4 + 5 = 9 entspricht Risikogruppe 5
- Gleason-Score 5 + 5 = 10 entspricht Risikogruppe 5

Je höher der Gleason-Score bzw. das Epstein-Grading sind, desto aggressiver das vorliegende Prostatakarzinom. Dabei werden das am häufigsten vorliegende und das bösartigste Gleason-Pattern addiert.

Neben PSA-Wert und Tastuntersuchung der Prostata spielt auch das Magnetresonanztomogramm (MRT) der Prostata eine immer bedeutendere Rolle in der Diagnostik. Durch das sog. PI-RADS-Klassifikationssystem [2] wird die Prostata nach bestimmten Kriterien bildmorphologisch beurteilt und es werden Auffälligkeiten der Prostata (Läsionen) auf ihre statistische Wahrscheinlichkeit hin klassifiziert, mit der sie einem Prostatakarzinom entsprechen könnten.

Während in den Leitlinien für die Biopsie mindestens 10–12 Stanzzylinder aus dem äußeren Bereich der Prostata, der sog. lateralen oder peripheren Zone, gefordert werden, haben sich mit Aufkommen der MRT-Untersuchung und Entwicklung der PI-RADS-Klassifikation zunehmend **volumenbasierte Biopsiekonzepte** mit systematischen Probenentnahmen etabliert, die nun mit einer gezielten, koordinatennavigierten, MRT-gesteuerten Prostatastanzbiopsie kombiniert werden. Diese größtmögliche Genauigkeit der Probenentnahme liefert gemeinsam mit der mikroskopischen Beurteilung der entnommenen Stanzzylinder durch den Pathologen ein feingeweblich repräsentatives und damit valides Bild der Prostata.

Trotz der Einschränkung, dass ventrale, also bauchwärts gelegene Anteile der Prostata im Rahmen der digital-rektalen Untersuchung (DRU) nicht beurteilt werden können, besitzen der Befund der Tastuntersuchung und das klinische T-Stadium (cT) diagnostische und therapeutische Relevanz.

Klinische Stadieneinteilung des Prostatakarzinoms
- **T1a:** inzidentelles Prostatakarzinom, nicht tastbar, < 5 % des resezierten Gewebes der TURP (transurethrale Resektion der Prostata)
- **T1b:** inzidentelles Prostatakarzinom, nicht tastbar, >5 % des resezierten Gewebes der TURP
- **T1c:** Tumor durch Nadelbiopsie diagnostiziert, nicht tastbar
- **T2a:** Tumor befällt weniger als die Hälfte eines Prostatalappens
- **T2b:** Tumor befällt mehr als die Hälfte eines Prostatalappens
- **T2c:** Tumor befällt beide Lappen
- **T3a:** extrakapsuläre Ausbreitung, mikroskopische Blasenhalsinfiltration, feingeweblicher Befund nach Prostatektomie

- **T3b:** extrakapsuläre Ausbreitung, mikroskopische Samenblaseninfiltration, feingeweblicher Befund nach Prostatektomie
- **T4:** lokal fortgeschrittener Tumor, infiltriert Nachbarorgane (Darm, Schließmuskelapparat), Beckenwand

Die Tastuntersuchung liefert die klinische Einschätzung, ob ein Prostatalappen oder beide tumorbefallen sein könnten und ob ein organüberschreitendes Wachstum vorliegen könnte. Durch die zunehmend häufiger vor der Biopsie durchgeführte MRT-Beckenuntersuchung wird hier eine bildmorphologische Korrelation des Tastbefundes möglich.

Die Stadieneinteilung „lokal fortgeschrittenes, lokal begrenztes Prostatakarzinom" beruht dabei ausschließlich auf dem Befund der digital-rektalen Untersuchung.

> Gleason-Score und PSA-Wert liefern gemeinsam mit der klinischen Einschätzung des T-Stadiums die notwendigen Parameter, um die Patienten in Risikogruppen einteilen zu können.

Die D'Amico-Klassifikation bietet die Möglichkeit einer Risikostratifizierung der Patienten in eine Low-, Intermediate- und High-Risk-Gruppe. Die Stratifizierung vermeidet nicht nur Überdiagnostik und Übertherapie, sondern stellt auch sicher, dass Patienten adäquate, risikoadaptierte Therapieempfehlungen erhalten.

D'Amico-Klassifikation
- Low-Risk-Gruppe: PSA ≤10 ng/ml und Gleason-Score 6 und cT-Kategorie ≤2a
- Intermediate-Risk-Gruppe: PSA 10–20 ng/ml oder Gleason-Score 7 oder cT-Kategorie 2b
- High-Risk-Gruppe: PSA > 20 ng/ml oder Gleason-Score ≥8 oder cT-Kategorie ≥2c

Die NCCN-Klassifikation (National Comprehensive Cancer Network) unterscheidet die Low-Risk-Gruppe in eine Low- und Very-low-Risk-Gruppe, die High-Risk-Gruppe in eine High- und Very-high-Risk-Gruppe.

Im Weiteren sollen nun zunächst die zur Verfügung stehenden Therapieoptionen für das lokal begrenzte Prostatakarzinom vorgestellt werden.

2.3 Lokal begrenztes Prostatakarzinom

2.3.1 Einführung

Liegt das Prostatakarzinom in einem lokalisierten Stadium ohne Tumorabsiedlungen (Metastasen) vor, stehen verschiedene Behandlungsoptionen zur Verfügung, die mit dem Patienten eingehend diskutiert werden sollten. Dabei müssen Lebenssituation des Patienten, Patientenalter und Begleiterkrankungen ebenso berücksichtigt werden wie persönliche Präferenzen des Patienten und die Risikokonstellation.

Neben Aktiver Überwachung und Watchful Waiting werden im Weiteren die aktiven operativen und radioonkologischen Behandlungen diskutiert und der Leser in die Problematik eingeführt, dass in der Leitlinie radikale Prostatektomie und Bestrahlungsbehandlung der Prostata als scheinbar gleichwertig abgebildet werden.

Neben der Wertigkeit und Interpretation eines biochemischen Rezidivs (laborchemisch messbaren Rückfalls) nach Behandlung werden mögliche Sequenzen einer multimodalen Behandlungskette besprochen.

2.3.2 Active Surveillance

Nach Betrachtung verschiedener Parameter besteht bei ausgewählten Patienten aus der Low-Risk-Gruppe mit sehr niedrigem Risiko (Very-low-Risk-Gruppe) die Möglichkeit, den Verlauf der Erkrankung zu beobachten, ohne unmittelbar eine Therapie einzuleiten. Dies ist bei Karzinomen mit niedrigem Gleason-Score von 6 und mit einem PSA-Wert <10 ng/ml sowie bei ≤2 befallenen Gewebeproben der Stanzbiopsie und prozentual geringem Tumoranteil möglich. Bei dem Konzept der Active Surveillance wird der Zeitpunkt, zu dem mit einer kurativen Therapie begonnen werden sollte, wenn also die o. g. Very-low-Risk-Kriterien nicht mehr erfüllt sind, zugunsten einer uneingeschränkten Lebensqualität abgewartet. Der Patient profitiert jedoch nur dann von einer Aktiven Überwachung, wenn die psychologische Belastung durch die Krebserkrankung die Lebensqualität nicht stärker beeinträchtigt, als es bei einem möglichen Verlust der Sexualfunktion und Kontinenz im Rahmen der Therapie der Fall wäre. Ziel ist es, eine mögliche Übertherapie eines klinisch insignifikanten Tumors oder mögliche, durch eine Therapie hervorgerufene Nebenwirkungen zu verhindern. Der PSA-Wert wird im Rahmen der Active Surveillance dreimonatlich kontrolliert und es erfolgen wiederholte Biopsien im 12- bis 18-monatlichen Intervall, um ein sog. Upgrading, den Übergang des Karzinoms in eine aggressivere Form, nicht zu versäumen [3].

2.3.3 Watchful Waiting

Das Watchful Waiting ist ein symptomorientiertes, palliatives Behandlungskonzept mit zunächst langfristiger Beobachtung des Patienten und sekundärer Einleitung einer Therapie im Falle von durch Voranschreiten der Tumorerkrankung bestehender Beschwerden, wie beispielsweise Schwierigkeiten beim Wasserlassen oder einer Harnstauung der Nieren.

Diese Option besteht vor allem bei Patienten mit einer eingeschränkten Lebenserwartung von unter 10 Jahren aufgrund fortgeschrittenen Alters oder schwerwiegender Begleiterkrankungen, die keinen kurativen (heilenden) Therapiewunsch haben.

2.3.4 Operative und radioonkologische Behandlung des Prostatakarzinoms

Einführung

Sowohl die deutsche S3-Leitlinie zum Prostatakarzinom als auch die EAU-Leitlinie weisen darauf hin, dass „aufgrund der eingeschränkten vorliegenden Evidenz ohne randomisierte kontrollierte interventionsübergreifende Vergleiche keine Priorisierung einer lokalen

Therapieoption möglich ist". Um die einerseits infrage kommenden und andererseits für den Patienten geeigneten Behandlungsoptionen zu diskutieren, wird eine urologische und radioonkologische Beratung des Patienten empfohlen, die auch multimodale Konzepte umfassen sollte.

Bis heute stehen keine prospektiven, randomisierten Daten zur Verfügung, die eine Gleichwertigkeit der radikalen operativen und der radioonkologischen Behandlung des Prostatakarzinoms belegen.

Daraus könnte auf den ersten Blick geschlussfolgert werden, dass weder der radikalen Prostatektomie noch der Bestrahlung als primärer Therapieoption der Vorzug gegeben werden kann und hier eine Gleichwertigkeit besteht.

Überlegungen zur Indikationsstellung

- SPCG4-Studie

Die Notwendigkeit einer aktiven Therapie im Vergleich zum Watchful Waiting wird in der prospektiven und multizentrischen skandinavischen SPCG4-Studie unterstrichen. In dieser wurden zwischen 1989 und 1999 695 Patienten mit einem nicht metastasierten und vermutlich organbegrenzten Prostatakarzinom rekrutiert. Seit 2002 werden die Ergebnisse zur therapeutischen Effektivität der radikalen Prostatektomie (347 Patienten) im Vergleich zu einem Watchful Waiting (348 Patienten) immer wieder neu ausgewertet und sukzessive publiziert.

Nachdem sich in der Auswertung nach 6,2 Jahren 2002 zunächst nur eine tendenzielle Verringerung der tumorspezifischen, durch das Prostatakarzinom bedingten Sterblichkeit in der Gruppe der radikal prostatektomierten Patienten gezeigt hatte, waren in der neuesten Auswertung 2014 nach im Median 23 vergangenen Jahren hochsignifikante Unterschiede in der tumorspezifischen (17,7 vs. 28,7 %) sowie Gesamtsterblichkeit (56,1 vs. 68,9 %) zugunsten der radikal prostatektomierten Patienten festzustellen.

Hierbei bleibt festzuhalten, dass der Überlebensvorteil im Behandlungsarm der radikal prostatektomierten Patienten vermutlich noch deutlicher ausgefallen wäre, wenn die Operation auch bei den Hochrisikopatienten mit intraoperativ nachgewiesenen Lymphknotenmetastasen nach heutigen Gesichtspunkten mit einer ausgedehnten Lymphadenektomie (Lymphknotenentfernung) und nachfolgender Entfernung der Prostata durchgeführt worden wäre.

Im Rahmen der Studie wurde bei dieser Patientengruppe die Operation abgebrochen und keine Prostatektomie durchgeführt. Nach heutigen Erkenntnissen profitiert jedoch gerade diese Patientengruppe erheblich von einer bis zum Ende durchgeführten Operation. Die Gruppe der Hochrisikopatienten wurde nach heutigen Maßstäben also nicht optimal behandelt. Zudem wurden in beide Studiengruppen Patienten mit einem Niedrigrisiko-Prostatakarzinom eingeschlossen, welche nach den heutigen Kriterien einer Aktiven Überwachung (Active Surveillance) zugeführt würden.

> Die SPCG4-Studie verdeutlicht die Wertigkeit der aktiven Therapie des frühen Prostatakarzinoms und unterstreicht trotz eingeschlossener Niedrigrisikopatienten und inadäquat behandelter Patienten in der Hochrisikogruppe, dass nur eine geringe Anzahl von Patienten behandelt werden muss, um einen prostatakarzinombedingten Todesfall zu vermeiden.

Diese sog. NNT („number needed to treat") lag in der Gesamtgruppe bei 8 und in der Subgruppe der unter 65-jährigen Patienten bei 4 Prostatakarzinompatienten [4, 5].

Hochrisikopatienten mit BRCA1- und BRCA2-Genmutation

Neben den bekannten Risikofaktoren Alter und familiäre Häufung für das Auftreten eines Prostatakarzinoms haben Fortschritte in der Genanalyse zu weiteren Erkenntnissen geführt und neue Risikofaktoren für das Auftreten eines Prostatakarzinoms identifiziert.

Mittlerweile ist nicht nur der Zusammenhang zwischen Mutationen der BRCA(breast cancer)-Gene 1 und 2 und dem Auftreten von Mamma-, Ovarial- und Tubenkarzinomen bei Frauen gesichert, sondern auch insbesondere für BRCA2-Mutationen bei Männern ein vermehrtes Auftreten von Prostatakarzinomen gefunden worden.

Diese finden sich familiär gehäuft, u. U. schon bei jungen Patienten als aggressive Prostatakarzinome, und sind mit einer deutlich erhöhten Sterblichkeit vergesellschaftet. Castro et al. fanden für behandelte Prostatakarzinompatienten mit BRCA-Mutation deutlich schlechtere Überlebensraten im Vergleich zu behandelten Patienten ohne Mutation [7].

Im Falle einer auffälligen Familienanamnese mit gehäuftem Auftreten von frühen Prostatakarzinomen, Mamma- und/oder Ovarialkarzinomen kann eine solche Mutation ggf. durch einen humangenetischen Test nachgewiesen werden.

In diesen Fällen sollte auch bei formal bestehender Niedrigrisikokonstellation von einer Aktiven Überwachung abgeraten und dem Patienten eine frühe lokale Therapie angeboten werden. Zudem könnten bereits prospektiv multimodale Aspekte im Sinne einer möglichen Therapiesequenz diskutiert werden [6, 7].

2.3.5   Radikale Prostatektomie

Prähabilitation

Das sich seit einiger Zeit zunehmend entwickelnde Gebiet der Prähabilitation beschreibt eine präoperative Intervention von beispielsweise physischen und/oder psychosozialen Trainingseinheiten, um den Patienten mental und physisch optimal auf einen Eingriff vorzubereiten und die postoperative Rehabilitationszeit zu verkürzen. In diesem Zusammenhang konnte neben der Verbesserung der postoperativen Kontinenz auch eine Vergrößerung der Querschnittsfläche von Muskelfasern des äußeren Harnröhrenschließmuskels gezeigt werden.

Trotz der noch unterschiedlich bewerteten Publikationen ist zumindest keine negative Auswirkung einer Prähabilitation beschrieben.

Operatives Vorgehen

Bei der radikalen Prostatektomie wird in standardisierten Schritten die Prostata von der Blase getrennt, anschließend unter Erhalt der Erektionsnerven – sofern aus Gesichtspunkten der Risikokonstellation vertretbar – aus ihrem bindegewebigen Bett gelöst und schließlich unter sorgfältiger Schonung des Schließmuskels von der Harnröhre mit genügend Sicherheitsabstand abgesetzt. Es werden ebenfalls die hinter und unterhalb der Prostata liegenden Samenblasen und regionalen Lymphknoten des kleinen Beckens im Lymphabflussgebiet der Prostata entfernt.

> ❯ Grundsätzlich sollte die Lebenserwartung von Patienten, die sich einer radikalen Prostatektomie unterziehen, mindestens 10 Jahre betragen.

Die roboter-assistierte Technik stellt eine neuere Entwicklung in der Prostatachirurgie dar und erlaubt dem Operateur, die Roboterarme von einer extern gelegenen Konsole aus zu steuern und die Operation in hochauflösender dreidimensionaler Präzision vorzunehmen.

2.3.6 Radioonkologische Verfahren/Strahlentherapie

Eine Bestrahlungsbehandlung der Prostata erfolgt in der Regel im Rahmen der konventionellen Radiotherapie über masselose Lichtteilchen, sog. Photonen, als intensitätsmodulierte Therapie (IMRT, intensity-modulated radiotherapy).

Intensitätsmoduliert bedeutet, dass die Intensität der Strahlung auf das definierte Zielgewebe nicht überall gleich ist. So können strahlenempfindlichere Areale schonender behandelt werden.

Alternativ zur Photonentherapie wird in der Protonentherapie mit Teilchen, beispielsweise den Kernen von Atomen wie Wasserstoff, Kohlenstoff oder Sauerstoff, bestrahlt.

Physikalisch betrachtet, haben diese schweren Teilchen den Vorteil, dass sie praktisch nebenwirkungsfrei Gewebe durchdringen, bis sie im Zielgewebe nahezu 100 % ihrer Energie abgeben. Dadurch sollen auf dem Weg dahin und in der Umgebung möglichst geringe „Kollateralschäden" entstehen.

Ein Vorteil der Protonentherapie gegenüber der konventionellen Photonentherapie konnte in Studien bislang jedoch nicht belegt werden.

Anhand des Risikoprofils des vorliegenden Prostatakarzinoms wird die zu applizierende Gesamtstrahlendosis ermittelt, die zwischen 76 und 80 Gy liegt, ggf. die Dosis eskaliert und bei Patienten der Hochrisikogruppe auch eine begleitende androgendeprivative (Testosteronentzugs-)Therapie durch- und für bis zu 3 Jahren fortgeführt [8–10]. Die Gesamtdosis wird fraktioniert verabreicht, d. h. in viele Einzeldosen aufgeteilt, um die Toxizität zu verringern. Der Bestrahlungszeitraum erstreckt sich über etwa 6–8 Wochen.

Dabei ist der Stellenwert einer begleitenden Bestrahlung der pelvinen Lymphabflusswege zusätzlich zur Bestrahlungsbehandlung der Prostata bei Patienten des mittleren und hohen Risikoprofils nicht geklärt. Bei Patienten der Niedrigrisikogruppe wird üblicherweise keine Bestrahlung der Lymphabflusswege durchgeführt.

Zur Behandlung von Karzinomen mit niedrigem Risikoprofil ist die LDR-/HDR-Brachytherapie ebenfalls eine Option, sie wird jedoch heutzutage kaum noch durchgeführt. Hierbei erfolgt die Bestrahlung von innen. Es werden dabei radioaktive Strahlenquellen („seeds") in die Prostata eingebracht und so eine vorgegebene Strahlendosis appliziert, die in der Gesamtdosis deutlich höher liegt als bei der üblicherweise von außen durchgeführten, o. g. perkutanen IMRT. Das Verfahren sollte zudem nicht bei Patienten mit Miktionsbeschwerden, bei Restharnbildung oder deutlich vergrößerter Prostata angewendet werden.

2.3.7 Wertigkeit und Interpretation des biochemischen Rezidivs

Aufgrund fehlender prospektiver und randomisierter Studien ist eine Priorisierung der Strahlentherapie gegenüber der radikalen Prostatektomie und umgekehrt nicht möglich.

> Für die radikale Prostatektomie und für die Strahlentherapie des Prostatakarzinoms wird eine gleichwertige therapeutische Effektivität angenommen.

Die Raten an PSA-Versagen nach beiden Verfahren scheinen ebenfalls vergleichbar und ähnlich häufig aufzutreten.

Allerdings muss darauf hingewiesen werden, dass ein PSA-Versagen, ein sog. laborchemisch messbares biochemisches Rezidiv nach radikaler Prostatektomie, anders definiert ist als nach einer Strahlentherapie.

Während nach einer radikalen Prostatektomie der PSA-Wert nach spätestens 4–6 Wochen nicht mehr nachweisbar sein sollte und der PSA-Wert aufgrund der Entfernung der Prostata zum Tumormarker wird, kann nach einer Bestrahlungsbehandlung der niedrigste gemessene PSA-Wert, der PSA-Nadir, erst nach 18–36 Monaten erreicht werden, schwanken (PSA-Bounces) oder sogar nach der Bestrahlung zunächst noch ansteigen.

Zudem kann in den Fällen, in denen eine begleitende Androgendeprivation notwendig ist, die tatsächliche Höhe des PSA-Wertes verschleiert werden.

> Das biochemische Rezidiv nach radikaler Prostatektomie wird mit 0,2 ng/ml in mindestens 2 aufeinanderfolgenden Messungen definiert, nach einer Bestrahlungsbehandlung mit einer Überschreitung des PSA-Nadirs um 2 ng/ml.

Um die Frage näher zu beleuchten, ob Patienten nach erhaltener Strahlentherapie und Erreichen des biochemischen Rezidivs aufgrund des dann bereits höheren PSA-Wertes mit ungünstigeren Voraussetzungen in die weitere Behandlung gehen und ob Unterschiede im weiteren Krankheitsverlauf bestehen, führten Lee et al. Untersuchungen durch [11]. Sie versuchten zu klären, ob für die betroffenen Patienten nach Bestrahlung im Vergleich zu den operierten Patienten ein vergleichbar hohes Risiko besteht, tatsächlich im weiteren Krankheitsverlauf an dem Prostatakarzinom zu versterben.

Ihre multivariate Analyse zeigte, dass für Patienten nach einer Bestrahlungsbehandlung ein signifikant höheres Risiko besteht, am Prostatakarzinom zu versterben, was daran liegen könnte, dass die Tumorsituation bei einem PSA-Nadir +2 ng/ml bereits eine andere ist, die Erkrankung möglicherweise weiter vorangeschritten ist, als bei einem PSA-Wert von 0,4 ng/ml. Mit diesem Wert wurde in der Studie von Lee et al. das biochemische Rezidiv nach radikaler Prostatektomie definiert.

Wohingegen die Salvage-Bestrahlung bei einem PSA-Versagen nach Operation üblicherweise vor Erreichen des PSA-Wertes von 0,5 ng/ml erfolgt und eine effektive und häufig angewandte zweite Therapieoption darstellt [11].

2.3.8 Multimodale Therapie

Innerhalb der aktuellen S3-Leitlinie zum Prostatakarzinom wird darauf hingewiesen, dass die Beratung des Patienten bez. der zur Verfügung stehenden Therapieoptionen auch multimodale Therapiekonzepte umfassen sollte.

Dabei wird die Tatsache berücksichtigt, dass insbesondere Patienten aus höheren Risikogruppen sowohl nach radioonkologischer als auch operativer Behandlung ein Therapieversagen entwickeln können. In der Hochrisikogruppe kann dies bis zu 50 % der Patienten betreffen [12].

Aufgrund des erheblichen Komplikations- und Nebenwirkungsspektrums wie Harninkontinenz, Fistelbildung zwischen Harn- und Darmtrakt sowie Blasenhalsengen sind Patienten, die primär bestrahlt wurden und dann im Sinne einer Salvage-Maßnahme prostatektomiert werden müssen, gegenüber den primär operierten Patienten im Nachteil.

Wohingegen primär operierte Patienten, bei denen im Rahmen der onkologischen Nachsorge ein biochemisches Rezidiv auffiel und die frühzeitig bei einem – noch – niedrigen PSA-Wert von < 0,3 ng/ml bestrahlt wurden, ohne weiteren Tumorrückfall blieben. Nach Briganti et al. waren nach Salvage-Bestrahlung 75 % auch nach 5 Jahren rezidivfrei [13].

Gerade in der Behandlung von Patienten mit einem Hochrisikoprostatakarzinom hat in den letzten Jahren ein Paradigmenwechsel stattgefunden hin zu Therapiekonzepten, die bereits in der Behandlung des Mamma- oder Kolonkarzinoms fest etabliert sind.

Diesbezüglich wurden Erfahrungen aus der Mayo Clinic publiziert, die insbesondere auf die Vorteile einer definitiven Pathologie durch Beurteilung des OP-Präparates, die Möglichkeit einer ausgedehnten Lymphknotenentfernung sowie einer bestmöglichen Kontrolle des Lokalbefundes hinweisen und nicht zuletzt die Vorteile der bereits oben beschriebenen Therapiesequenz „radikale Prostatektomie –Salvage-Radiotherapie" und die guten Überlebensraten betonen [10].

In diesem Zusammenhang sind auch die Daten von Abdollah et al. [14] erwähnenswert bez. der Wertigkeit eines multimodalen Therapiekonzeptes bestehend aus radikaler Prostatektomie und im Falle intraoperativ festgestellter Lymphknotenmetastasen zusätzlicher Strahlentherapie in Ergänzung zu einer adjuvanten Androgendeprivation.

Trotz des retrospektiven Studiencharakters zeigte sich ein signifikanter Vorteil zugunsten der bestrahlten Patienten in der Analyse des tumorspezifischen Überlebens nach 8 Jahren.

Dies führt zu der Hypothese, dass die radikale Prostatektomie in Kombination mit einer Systemtherapie (Androgendeprivation) und Bestrahlung der klassischen Kombination von alleiniger Bestrahlung und Hormontherapie deutlich überlegen ist [14].

In einer potenziell multimodalen Therapiesequenz haben deshalb die operative und radioonkologische Therapie einen unterschiedlichen Stellenwert, antizipiert man ein mögliches Therapieversagen im Aufklärungsgespräch vor der Primärtherapie.

Als Fazit sollte insbesondere festgehalten werden, dass gerade bei Patienten mit einem Hochrisikotumor die radikale Prostatektomie einen wichtigen Teil der multimodalen Behandlungskette bildet.

2.3.9 Fokale Therapie

Neben operativen und strahlentherapeutischen Konzepten besteht bei einem lokal begrenzten Prostatakarzinom mit niedrigem oder intermediärem Risiko (Gleason ≤7b und PSA <15 ng/ml) auch die Möglichkeit, Tumorzellen mithilfe von Kälte (Kryoablation) oder Hitze (HIFU, Hochintensiv fokussierter Ultraschall) zu zerstören. Diese Verfahren werden als optionales, nicht leitliniengerechtes Therapiekonzept erwogen, sofern Patienten keine operative oder strahlentherapeutische Behandlung angeboten werden kann oder die Patienten eine solche ablehnen.

Kryo- und HIFU-Therapie stellen damit Behandlungskonzepte außerhalb der etablierten, leitliniengerechten radioonkologischen und operativen Behandlungsoptionen dar und sind aufgrund der fehlenden oder begrenzten Datenlage zum Langzeitoutcome nur nach ausführlicher und individueller Aufklärung zu empfehlen.

Mit der Problematik der spärlichen Datenlage und fehlender Evidenz hat sich deshalb eine internationale Expertengruppe auseinandergesetzt und entsprechende Konsensusempfehlungen publiziert.

Nach Empfehlung der Expertengruppe ist die Standard-TRUS-Biopsie der Prostata keine geeignete diagnostische Grundlage für den Versuch einer fokalen Therapie. Vielmehr sollte als diagnostische Voraussetzung zumindest eine multiparametrische MRT und eine fusionierte Biopsie der Prostata durchgeführt werden.

Dabei erfüllen HIFU- und Kryotherapie die Voraussetzungen, prospektiv und randomisiert in Studien gegen die etablierten Therapieoptionen radikale Prostatektomie und Radiotherapie beurteilt zu werden.

Nicht empfohlen werden die Brachytherapie, das Nanoknife(IRE)-Verfahren, die Radiofrequenzablation, photodynamische und -thermische Verfahren.

Patienten mit einem signifikanten und nach prätherapeutischer Einschätzung auch potenziell beherrschbaren, lokalisierten Prostatakarzinom könnten Kandidaten für eine mögliche fokale Therapie sein.

Allerdings sollten weder Patienten mit einem Low-Risk-Prostatakarzinom aus der Active-Surveillance-Gruppe noch Patienten aus der Hochrisikogruppe fokal behandelt werden, um eine Über- bzw. Untertherapie zu vermeiden.

2.4   Multimodale medikamentöse Therapie des fortgeschrittenen, metastasierten Prostatakarzinoms

2.4.1   Androgendeprivation

Liegt ein metastasiertes Prostatakarzinom vor, d. h., hat der Tumor bereits Tochtergeschwülste im Körper, beispielsweise in den Lymphknoten, der Lunge, Knochen oder anderen Organen, gebildet, handelt es sich um keine lokal begrenzte Tumorerkrankung mehr, sondern um eine systemische Dissemination, welche eine systemische Behandlung erforderlich macht. In dieser Situation wird mit gewissen Ausnahmen keine lokale Therapie durchgeführt. Beim fortgeschrittenen, metastasierten Prostatakarzinom wird zwischen einer **kastrationsnaiven** und **kastrationsresistenten** Situation unterschieden.

Nachdem Charles Huggins zeigen konnte, dass das Wachstum des Prostatakarzinoms durch Testosteronentzug gehemmt werden kann und dafür den Nobelpreis erhielt, gehört die Hormonentzugstherapie (ADP, Androgendeprivation) zur Standarderstlinienbehandlung eines metastasierten Prostatakarzinoms.

> ❯ Die Androgendeprivation wirkt im Median 24 Monate, wird allerdings bei einigen Patienten über einen deutlich längeren Zeitraum erfolgreich eingesetzt.

Kastrationsnaives Prostatakarzinom   Das kastrationsnaive Prostatakarzinom wird definiert als eine unter androgendeprivativer Therapie stabile Erkrankung. Hierbei liegen die Testosteronwerte laborchemisch im Kastrationsniveau bei < 0,2–0,5 ng/ml [3, 15], wobei der Behandlungserfolg durch einen gleichbleibenden oder rückläufigen PSA-Wert gekennzeichnet wird.

Kastrationsresistentes Prostatakarzinom   Das kastrationsresistente Prostatakarzinom wird üblicherweise definiert als ein weiteres Voranschreiten der Erkrankung mit Progression des PSA-Wertes trotz eines gewollt im Kastrationsniveau liegenden Testosteronwertes, d. h. trotz erfolgreicher ADP. Das angestrebte Kastrationsniveau liegt laborchemisch bei < 0,2–0,5 ng/ml [3, 15].

Mit einem sog. GnRH-Analogon oder GnRH-Antagonisten wird medikamentös eine chemische Kastration erreicht. Dabei wird in den hormonellen Regelkreis eingegriffen und im Hoden die Testosteronproduktion unterdrückt. Die Alternative zur chemischen Kastration stellt die chirurgische Kastration dar.

Im Rahmen einer antiandrogenen Behandlung erfolgt die medikamentöse Blockade der Testosteronrezeptoren. Testosteron wird zwar im Hoden gebildet, kann aber nicht wirken.

Antiandrogen und GnRH-Analogon können auch kombiniert als sog. **komplette Androgendeprivation** verabreicht werden.

Studienergebnisse zu neuen Antiandrogenen konnten eine auch im kastrationsresistenten Krankheitsstadium weiterhin bestehende Empfindlichkeit gegenüber einem Hormonentzug zeigen [16].

2.4.2 Chemotherapie

Nachdem 2004 für die Substanz Docetaxel im Rahmen der TAX-327-Studie nicht nur eine deutliche Schmerzreduktion, sondern auch ein Überlebensvorteil gegenüber der damaligen Standardtherapie Mitoxantron gezeigt werden konnte, war Docetaxel über viele Jahre die Standarderstlinienbehandlung des metastasierten kastrationsresisten Prostatakarzinoms (mCRPC) [17, 18] und stellt nach wie vor eine Option der Systemtherapie im kastrationsresistenten Krankheitsstadium dar.

> Docetaxel wird dreiwöchentlich als Infusion mit 75 mg/m² Körperoberfläche verabreicht und von einer Kortisongabe begleitet. In der Regel werden 6–8 Gaben der Chemotherapie appliziert.

Tritt nach erfolgreicher Therapie ein erneutes Voranschreiten der Erkrankung ein, kann eine Reexposition mit Docetaxel diskutiert werden, insbesondere bei Remissionszeiten von mehr als 6 Monaten. Ist die Remissionszeit kürzer, sollte eine alternative medikamentöse Behandlung in Betracht gezogen werden.

Die biologischen Mechanismen der Docetaxel-Resistenz sind weitgehend unbekannt, es werden hier Veränderungen des Mikrotubuliapparates und/oder Überexpression von Resistenzproteinen wie des Multidrug-Resistance(MDR)-Transporters diskutiert [19].

Neuere Untersuchungen konnten im Rahmen der CHAARTED- und STAMPEDE-Studie einen Überlebensvorteil einer ADP zusammen mit einer frühen Chemotherapie für primär metastasierte, kastrationsnaive Patienten zeigen [20]. Diese jüngsten Ergebnisse unterstreichen den hohen Stellenwert multimodaler Therapiekonzepte.

2.4.3 Neue Antiandrogene

Neben der Hormonsynthese im Hoden produziert auch die Nebennierenrinde geringe Mengen an Androgenen.

Mittlerweile konnten Präparate entwickelt werden, welche entweder die extragonadale Hormonsynthese außerhalb der Geschlechtsorgane hemmen oder eine signifikant höhere Bindungsaffinität für den Androgenrezeptor aufweisen.

Abirateron (Zytiga®)

Abirateron blockiert wichtige Schlüsselenzyme innerhalb dieses extragonadalen Androgensyntheseweges [21, 22]. Die Einnahme erfolgt in Tablettenform mit 1000 mg als Einmalgabe und begleitender Einnahme eines Kortisons zur Reduktion der Nebenwirkungen.

Abirateron wurde in der Zulassungsstudie (COU-AA-301) zunächst nach Docetaxel-Chemotherapie angewandt und ist nach der COU-AA-302-Studie mittlerweile auch im kastrationsresistenten Stadium eine mögliche Therapieoption vor Chemotherapie [23].

Enzalutamid (MDV3100)

Enzalutamid wurde als Androgenrezeptorantagonist entwickelt, um die Schwachstellen der bislang vorhandenen Antiandrogene zu überwinden, und wirkt multifunktionell sowohl als Rezeptorblocker als auch als Inhibitor weiterer im Zellinnern der Tumorzellen ablaufender Stoffwechselvorgänge. Es wird in Tablettenform eingenommen und mit 160 mg täglich dosiert. Eine begleitende Kortisoneinnahme ist nicht erforderlich.

Nach Präsentation der AFFIRM-Studie [24] wurde Enzalutamid zunächst für mCRPC-Patienten nach Chemotherapie zugelassen und konnte einen klinischen Benefit hinsichtlich des Gesamtüberlebens, der PSA-Progression, des progressionsfreien Überlebens und der Lebensqualität zeigen. Seit der Publikation der PREVAIL-Studie 2015 ist Enzalutamid nun auch in der kastrationsresistenten Situation vor Chemotherapie zugelassen [25].

ARN 509

In der ARN-509-Studie (SPARTAN-Studie) wird die Wirksamkeit eines weiteren Antiandrogens an Patienten mit kastrationsresistentem Prostatakarzinom getestet, die nach einer ADP-Therapie einen PSA-Progress bieten, jedoch keine Metastasen aufweisen [26]. ARN 509 wird ebenfalls bei metastasierten Patienten im kastrationsresistenten Stadium in der Kombination mit Abirateron untersucht [26, 27].

2.4.4   Neue Taxane

Cabazitaxel (Jevtana®)

Nach Publikation der TROPIC-Studie steht seit 2010 Cabazitaxel als Zweitlinienchemotherapeutikum zur Behandlung von Patienten mit metastasiertem, kastrationsresistentem Prostatakarzinom zur Verfügung, die bereits mit einer Docetaxel-Chemotherapie vorbehandelt wurden [19, 20]. Cabazitaxel wird ebenfalls dreiwöchentlich als Infusion mit 25 mg/m² Körperoberfläche dosiert und von einer Kortisongabe begleitet.

Aufgrund der im Vergleich zu Docetaxel stärker ausgeprägten Schädigung der blutbildenden Zellen des Knochenmarks kann eine während der Chemotherapie begleitende Gabe des sog. granulozytenkoloniestimulierenden Faktors (G-CSF) notwendig sein, welcher die Erholungszeit des Knochenmarks verkürzt.

2.4.5   Neue immuntherapeutische Ansätze

Tumorzellen werden in der Regel durch den Körper nicht als fremd oder entartet erkannt und entgehen damit einer Immunantwort. Regulatorische Signalwege, welche die Immunantwort des Körpers auf Tumorzellen einschränken, werden in den letzten Jahren zunehmend besser verstanden und auch therapeutisch ausgenutzt.

Durch die medikamentöse Blockade der PD-1-(programmed death)- und PD-L1-(programmed death ligand 1)-Kaskade wurden bereits Erfolge in der Behandlung solider Tumoren erzielt. Mit den Präparaten Nivolumab, Atezolizumab, Pembrolizumab stehen Substanzen zur Verfügung, die u. a. in der Behandlung des kolorektalen Karzinoms, des Nierenzell- und Urothelkarzinoms in klinischen Studien Anwendung finden und für Patienten mit metastasiertem, kastrationsresistentem Prostatakarzinom (mCRPC) getestet werden (NCT02312557, NCT02458638).

Der bispezifische T-Zell-Aktivator Blinatumomab (PSMA-BITE) hat bereits in der Behandlung von Leukämie- und Lymphompatienten gutes Ansprechen nach Versagen der Chemotherapie gezeigt und soll im Rahmen einer Studie hinsichtlich der Behandlung von Prostatakarzinompatienten nach Versagen der Chemotherapie und neuerer Antiandrogene untersucht werden.

Mithilfe von sog. bispezifischen Antikörpern werden über den einen Antikörperanteil T-Helferzellen im Körper gebunden und über den anderen Antikörperanteil an ein spezifisches Oberflächenprotein (PSMA, prostate specific membrane antigen) der Prostatakarzinomzellen konnektiert. Tumorschädigende T-Lymphozyten sollen so Prostatakrebszellen erkennen und im Rahmen der körpereigenen Immunantwort zerstören.

2.4.6 Osteoprotektion – Radiotherapie/-therapeutika

Als wesentliche Ursache für Mobilitätsverlust und reduzierte Lebensqualität können Knochenmetastasen und dadurch bedingte Knochenschmerzen eine große Herausforderung in der Behandlung des metastasierten kastrationsresistenten Prostatakarzinoms darstellen. Neben der palliativen Radiotherapie symptomatischer oder bruchgefährdeter Knochenmetastasen [28] sind **Zoledronsäure** als Bisphosphonat und **Denosumab** als monoklonaler IgG-Antikörper fester Bestandteil des klinischen Alltags, finden breite Anwendung in der Behandlung von Knochenmetastasen, haben zudem schmerzlindernden Effekt und erhöhen die Kalziumeinlagerung in den Knochen im Bereich der Knochenmetastasen. Sie verbessern damit die Lebensqualität der Patienten und reduzieren knochenmetasenassoziierte Komplikationen. Hinweise für eine günstige Beeinflussung des Gesamtüberlebens ergaben sich bislang nicht [29, 30].

Seit der Präsentation der Daten der ALSYMPCA-Studie [31] ist als neue Substanz zur Behandlung von symptomatischen, schmerzhaften Knochenmetastasen der Alphastrahler **Radium-223-Chlorid** zur Infusion im vierwöchentlichen Intervall zugelassen. Radium imitiert dabei als Platzhalter Kalzium und wird im Rahmen eines Knochenauf- bzw. -umbaus im Bereich von Knochenmetastasen inkorporiert. Die emittierte Alphastrahlung hat dabei nur eine sehr kurze Reichweite (etwa 100 μm), sodass sie hoch lokalisiert angrenzende Tumorzellen und nur wenig umgebendes, gesundes Gewebe schädigt [32]. Die Studienergebnisse legen nahe, dass vor allem Patienten mit schmerzhaften Knochenmetastasen ohne weitere Organmetastasen von der Behandlung profitieren.

2.5 Multimodale therapeutische Konzepte

Tumorheterogenität und die unvermeidliche Resistenzentwicklung stellen eine große Herausforderung in der Therapie des metastasierten Prostatakarzinoms dar.

Neuere genetische Untersuchungen haben 4 Hauptsignalwege identifiziert, die sich bei Prostatakarzinomzellen des kastrationsresistenten Tumorstadiums am häufigsten verändert zeigen [33]:
- der Androgenrezeptor(AR)-Signalweg,
- der PI3K-Signalweg,

— der Ras-Raf-MEK-ERK-Signalweg,
— der Retinoblastomprotein(pRB)-Signalweg.

Interessanterweise wurde für diese Signalwege eine ausgeprägte Redundanz und zwischen den Signalwegen ein ausgedehnter molekularer Crosstalk nachgewiesen. Durch diesen Crosstalk gelingt es Tumorzellen, einen Signalweg kompensatorisch hochzuregulieren, wenn durch ein Medikament ein anderer Signalweg blockiert oder gehemmt wird. Damit wird z. B. die wachstumshemmende Therapie mit Antiandrogenen unwirksam gemacht.

Eine Resistenzentwicklung gegen eine bestimmte Substanz und ein Voranschreiten der Tumorerkrankung kann im Umkehrschluss dadurch verzögert werden, indem mehrere Signalwege gleichzeitig inhibiert werden und so die kompensatorische Heraufregulierung molekularer Mechanismen ausbleibt.

Dies könnte entweder über die Entwicklung neuer Medikamente oder neuer therapeutischer, multimodaler Konzepte geschehen, welche in der Lage sind, Komponenten dieser Hauptsignalwege gleichzeitig zu hemmen. Solche multimodalen Konzepte werden gegenwärtig in Studien geprüft.

Aufgrund des ausgeprägten Crosstalks und reziproker Feedbackmechanismen zwischen dem AR- und PI3K-Signalweg werden derzeit mehrere Präparate getestet, die gemeinsam mit Enzalutamid, Abirateron oder ARN 509 verabreicht werden sollen.

Ein Beispiel stellen der pan-PI3K-Inhibitor **Buparlisib** und der duale PI3K/mTOR-Inhibitor **BEZ235** dar, die in Studien allein und in Kombination mit Abirateron getestet werden (NCT01634061, NCT01717898). Zukünftige Studien stehen vor der Aufgabe, bereits bekannte reziproke Feedbackmechanismen zwischen diesen Hauptsignalwegen zu berücksichtigen und entsprechende multimodal wirkende Medikamente zu entwickeln oder sinnvoll zu kombinieren. Dabei müssen Toxizitätsprofile und Nebenwirkungen gegenüber einem potenziellen klinischen Nutzen abgewogen und Verträglichkeit, Sicherheit und klinische Effektivität der Medikamentenkombination analysiert werden [19].

2.6   Fallbeispiel: Multimodale Therapie des Prostatakarzinoms

In ◘ Abb. 2.1 werden schematisch die bei der interdisziplinären Patientenbetreuung beteiligten Fachbereiche gezeigt. Das folgende Fallbeispiel veranschaulicht das Vorgehen einer interdisziplinären Patientenbetreuung bei einem Patienten mit metastasiertem Prostatakarzinom.

■   **Der Patient im Mittelpunkt**
Der Patient war 60 Jahre alt, als bei ihm ein bereits in die Knochen metastasiertes Prostatakarzinom diagnostiziert wurde.

Bei einem PSA-Wert von 84 ng/ml erfolgte eine Prostatastanzbiopsie zur Diagnosesicherung. Hier hatte sich ein Hochrisikotumor bei einem Gleason-Score von 9 gezeigt. Zur weiteren Diagnostik möglicher Absiedlungen dieses Tumors wurde eine **Computertomografie** der Lunge und des Bauches durchgeführt, wobei sich kein sicherer Hinweis auf das Vorliegen von Absiedlungen in die Lunge ergab. Der Verdacht auf einen Lymphknotenbefall im oberen Brustraum wurde gestellt. Ergänzend folgte die **Skelettszintigrafie** zur Evaluation einer möglichen Metastasierung in die Knochen. Hier zeigten sich schließlich mehrere Metastasen im Brustwirbelkörper-/ Lendenwirbelkörperbereich sowie im Brustbein und der Darmbeinschaufel, im Sitzbein und in einer Rippe. In der Familie des Patienten waren bereits gehäuft Tumorerkrankungen aufgetreten.

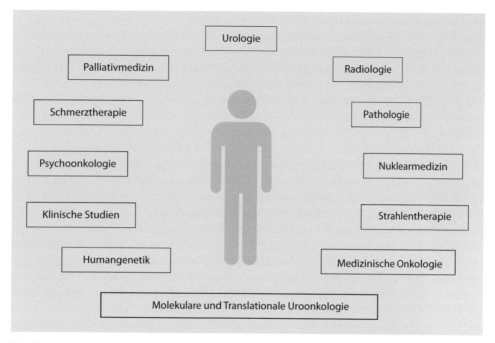

Abb. 2.1 Interdisziplinäre Patientenbetreuung

Der Vater des Patienten war an Prostatakrebs verstorben, seine Mutter und Schwester an Brustkrebs erkrankt. Die Familiengeschichte ergab also Hinweise auf das Vorliegen einer möglicherweise genetischen Komponente, die eine Tumorentstehung begünstigen könnte, weshalb eine humangenetische Vorstellung zur weiteren Abklärung durchgeführt wurde, bei der sich eine **BRCA-Mutation** ergab.

Bei Gefährdung der Knochenstabilität im Wirbelsäulenbereich erfolgte eine **palliativ-analgetische Bestrahlung**, d. h. eine Bestrahlung einzelner Knochenabschnitte, mit der Intention, den Knochen an dieser Stelle zu stabilisieren, um einen Knochenbruch mit möglicherweise schwerwiegenden Folgen wie beispielsweise einer Querschnittslähmung zu verhindern sowie eine Schmerzlinderung hervorzurufen. Ergänzend folgte nach Diagnosestellung die Einleitung einer **hormonablativen Therapie**, um die bereits systemische Krebserkrankung suffizient zu behandeln und ein Voranschreiten zu verhindern. In einem individuellen Konzept wurde mit dem Patienten die Möglichkeit einer radikalen Prostatektomie innerhalb einer multimodalen Therapiekette mit weiterhin begleitender hormonablativer Therapie und anschließender Bestrahlung der vorhandenen Knochenmetastasen besprochen. Nach Diskussion aller Behandlungsoptionen entschied sich der Patient für die **operative Entfernung** der Prostata, Samenblasen und Lymphknoten als offene Bauchoperation und in nicht nervenerhaltender Technik. Vor der Operation hatte sich unter medikamentöser Therapie der PSA-Wert zuletzt bei 0,7 ng/ml gezeigt.

Im Anschluss an die Operation erfolgte zunächst die zusätzliche medikamentöse Therapie mit **Bisphosphonaten** und Calcium zur Knochenstabilisierung.

Nach insgesamt 4 Monaten durchgeführter Hormontherapie und 2 Monate nach der Operation zeigte der PSA-Wert einen Anstieg auf 2,15 ng/ml, sodass die Umstellung der medikamentösen Therapie auf **Abirateron** erfolgte. Diese Behandlung erfolgte für 10 Monate bis sich ein weiteres Voranschreiten der Erkrankung zeigte. Der PSA-Wert lag bei 8,7 ng/ml. Es erfolgte die Umstellung der medikamentösen systemischen Therapie auf **Enzalutamid**. Eine durchgeführte **PSMA-PET-CT-Untersuchung** hatte einen stabilen Metastasierungsstatus gezeigt, d. h., es konnten keine neuen Tumorabsiedlungen festgestellt werden. Vier Monate später zeigte sich der PSA-Wert weiter ansteigend auf 29 ng/ml, sodass eine weitere Bildgebung mittels **CT** des Brustkorbes und des Bauchraumes sowie die Anfertigung einer **Knochenszintigrafie** notwendig wurden. Hier zeigte sich eine weitgehend stabile Erkrankungssituation. Bei einem PSA-Anstieg auf schließlich 164 ng/ml wurde eine Chemotherapie mit 6 Zyklen **Docetaxel** begonnen. Der PSA-Wert zeigte sich während der Chemotherapie leicht abfallend, jedoch nach Beendigung wieder rasch ansteigend, nach nur 2 Monaten, auf einen Wert von 500 ng/ml. Eine **computertomografische Untersuchung** erbrachte einen stabilen Metastasierungsbefund, also keinen weiteren Erkrankungsfortschritt zu diesem Zeitpunkt. Es erfolgte die Initiierung eines **individuellen Heilversuches** mittels Olaparib bei BRCA-Mutation. In einem Restaging nach 4 Monaten zeigten sich weiterhin ein stabiler Erkrankungsverlauf sowie ein rückläufiger PSA-Wert auf 44,5 ng/ml. Nachdem dieser 2 Monate später wieder auf 364 ng/ml anstieg, fiel der Entschluss zur Erweiterung der Therapie um Carboplatin analog der Therapie des Ovarialkarzinoms der Frau bei vorliegender BRCA-Mutation. Die nächsten Staginguntersuchungen zur Kontrolle des Therapieerfolges stehen noch aus. Sollte die aktuell durchgeführte Therapie nicht ansprechen, kämen im individuellen Konzept eine Ergänzung der Chemotherapie mit Docetaxel oder Cabazitaxel infrage oder ein Studieneinschluss in die PSMA-Bite-Studie.

2.7   Zusammenfassung

Das Prostatakarzinom ist die häufigste Krebserkrankung des Mannes und stellt eine sehr heterogene Tumorerkrankung dar.

Das lokal begrenzte Prostatakarzinom wird in Risikogruppen eingeteilt, um dem Patienten risikoadaptierte und adäquate Therapievorschläge unterbreiten zu können.

Die etablierten Therapieoptionen für das lokal begrenzte Prostatakarzinom stellen die radikale Prostatektomie und die Bestrahlungsbehandlung der Prostata dar, die scheinbar gleichwertig nebeneinander stehen.

Im Falle eines biochemischen Rezidivs nach der Primärtherapie gehen die radiotherapierten im Vergleich zu den operierten Patienten mit ungünstigeren Voraussetzungen in die weitere Behandlung und haben ein erhöhtes Risiko, im weiteren Verlauf an der Tumorerkrankung zu versterben.

Unter dem Gesichtspunkt eines möglichen Therapieversagens der gewählten Primärtherapie sollte antizipativ bereits im Beratungsgespräch vor Primärbehandlung über den Stellenwert einer radikalen Prostatektomie innerhalb einer multimodalen Therapiekette gerade bei Hochrisikotumoren aufgeklärt werden. Sinnvolle Therapiesequenzen sollten besprochen werden.

Die Therapie des fortgeschrittenen, metastasierten Prostatakarzinoms hat in den letzten Jahren eine zunehmend interdisziplinäre Ausdifferenzierung erfahren. Durch Multimodalität und Sequenz der Behandlung gelingt es bei vielen Patienten, eine Stabilisierung der Erkrankung über viele Jahre bei akzeptabler Lebensqualität zu erzielen.

In den letzten Jahren liefern Erkenntnisse aus der molekularen und translationalen Forschung zudem neuartige Behandlungsansätze und Stratifizierungsmöglichkeiten, die zukünftig ein weiter verbessertes personalisiertes Patientenmanagement ermöglichen werden.

Literatur

[1] Hadaschik B et al (2013) Urology in the concept of comprehensive cancer centers. Urologe A 52(9):1283–1289
[2] Rothke M et al (2013) PI-RADS classification: structured reporting for MRI of the prostate. Rofo 185(3):253–261
[3] Omlin A, Gillessen S (2012) Inhibitors of androgen and estrogen biosynthesis in castration-resistant prostate cancer. Urologe A 51(1):8–14
[4] Holmberg L et al (2002) A randomized trial comparing radical prostatectomy with watchful waiting in early prostate cancer. N Engl J Med 347(11):781–789
[5] Bill-Axelson A et al (2014) Radical prostatectomy or watchful waiting in early prostate cancer. N Engl J Med 370(10):932–942
[6] Bratt O, Loman N (2015) Clinical management of prostate cancer in men with BRCA mutations. Eur Urol 68(2):194–195
[7] Castro E et al (2015) Effect of BRCA mutations on metastatic relapse and cause-specific survival after radical treatment for localised prostate cancer. Eur Urol 68(2):186–193
[8] Bellefqih S et al (2016) Combined radiation therapy and androgen deprivation in the management of prostate cancer: Where do we stand? Cancer Radiother 20(2):141–150
[9] Miyamoto H, Rahman MM, Chang C (2004) Molecular basis for the antiandrogen withdrawal syndrome. J Cell Biochem 91(1):3–12
[10] Stewart SB, Boorjian SA (2015) Radical prostatectomy in high-risk and locally advanced prostate cancer: Mayo Clinic perspective. Urol Oncol 33(5):235–244
[11] Lee BH et al (2015) Are biochemical recurrence outcomes similar after radical prostatectomy and radiation therapy? Analysis of prostate cancer-specific mortality by nomogram-predicted risks of biochemical recurrence. Eur Urol 67(2):204–209
[12] Sundi D et al (2014) Identification of men with the highest risk of early disease recurrence after radical prostatectomy. Prostate 74(6):628–636
[13] Briganti A et al (2014) Prediction of outcome following early salvage radiotherapy among patients with biochemical recurrence after radical prostatectomy. Eur Urol 66(3):479–486
[14] Abdollah F et al (2014) Impact of adjuvant radiotherapy on survival of patients with node-positive prostate cancer. J Clin Oncol 32(35):3939–3947
[15] Scher HI et al (2008) Design and end points of clinical trials for patients with progressive prostate cancer and castrate levels of testosterone: recommendations of the Prostate Cancer Clinical Trials Working Group. J Clin Oncol 26(7):1148–1159
[16] Eichholz A (2012) Putting the brakes on continued androgen receptor signaling in castration-resistant prostate cancer. Mol Cell Endocrinol 360(1–2):68–75
[17] Tannock IF et al (2004) Docetaxel plus prednisone or mitoxantrone plus prednisone for advanced prostate cancer. N Engl J Med 351(15):1502–1512
[18] Berthold DR et al (2008) Docetaxel plus prednisone or mitoxantrone plus prednisone for advanced prostate cancer: updated survival in the TAX 327 study. J Clin Oncol 26(2):242–245
[19] Georgi B et al (2014) Evolving therapeutic concepts in prostate cancer based on genome-wide analyses (review). Int J Oncol 45(4):1337–1344
[20] Sweeney CJ et al (2015) Chemohormonal therapy in metastatic hormone-sensitive prostate cancer. N Engl J Med 373(8):737–746
[21] Attard G et al (2012) Clinical and biochemical consequences of CYP17A1 inhibition with abiraterone given with and without exogenous glucocorticoids in castrate men with advanced prostate cancer. J Clin Endocrinol Metab 97(2):507–516
[22] Danila DC et al (2010) Phase II multicenter study of abiraterone acetate plus prednisone therapy in patients with docetaxel-treated castration-resistant prostate cancer. J Clin Oncol 28(9):1496–1501
[23] Ryan CJ et al (2015) Abiraterone acetate plus prednisone versus placebo plus prednisone in chemotherapy-naive men with metastatic castration-resistant prostate cancer (COU-AA-302): final overall survival analysis of a randomised, double-blind, placebo-controlled phase 3 study. Lancet Oncol 16(2):152–160
[24] Sternberg CN et al (2014) Improved outcomes in elderly patients with metastatic castration-resistant prostate cancer treated with the androgen receptor inhibitor enzalutamide: results from the phase III AFFIRM trial. Ann Oncol 25(2):429–434
[25] Loriot Y et al (2015) Effect of enzalutamide on health-related quality of life, pain, and skeletal-related events in asymptomatic and minimally symptomatic, chemotherapy-naive patients with metastatic castration-resistant prostate cancer (PREVAIL): results from a randomised, phase 3 trial. Lancet Oncol 16(5):509–521

[26] A study of apalutamide (ARN-509) in men with non-metastatic castration-resistant prostate cancer (SPARTAN)
[27] A study of JNJ-56021927 (ARN-509) and abiraterone acetate in participants with metastatic castration-resistant prostate cancer
[28] Dy SM et al (2008) Evidence-based standards for cancer pain management. J Clin Oncol 26(23):3879–3885
[29] Saad F et al (2002) A randomized, placebo-controlled trial of zoledronic acid in patients with hormone-refractory metastatic prostate carcinoma. J Natl Cancer Inst 94 (19):1458–1468
[30] Smith MR et al(2012) Denosumab and bone-metastasis-free survival in men with castration-resistant prostate cancer: results of a phase 3, randomised, placebo-controlled trial. Lancet 379(9810):39–46
[31] Araujo JC et al (2012) Dasatinib combined with docetaxel for castration-resistant prostate cancer: results from a phase 1-2 study. Cancer 118(1):63–71
[32] Halperin EC et al (2007) Perez and Brady's principles and practice of radiation oncology, 5. Aufl. Lippincott Williams & Wilkins
[33] Taylor BS et al (2010) Integrative genomic profiling of human prostate cancer. Cancer Cell 18 (1):11–22

Navigiertes Operieren in der Urologie – das GPS für den Chirurgen

Claudia Gasch, Tobias Simpfendörfer, und Dogu Teber

© Springer-Verlag GmbH Deutschland 2018
C. Kesch, M. Hohenfellner, (Hrsg.), *Aktuelles aus Klinik und Praxis der Urologie*,
WissenKompakt Medizin, https://doi.org/10.1007/978-3-662-55473-9_3

3.1   Einleitung

Die medizinische Bildgebung stellt mit zunehmender Genauigkeit und vielfältigen Möglichkeiten die Anatomie des Menschen aus verschiedenen Blickwinkeln dar. Parallel zu diesem Fortschritt werden Operationsinstrumente zunehmend weniger invasiv (Laparoskopie und robotische Chirurgie), ermöglichen aber nicht zwangsläufig die Integration der vor einer Operation durchgeführten Bildgebung. So bleibt es die Aufgabe des Chirurgen, die Bilder vor einer Operation einzuschätzen und kognitiv mit dem ihm vorliegenden Operationssitus zu fusionieren. Dies entspricht etwa dem Blick auf eine Landkarte, um dann den entsprechenden Weg aus dem Gedächtnis und in der Vorstellung des Gesehenen zu suchen und zu finden. Erst mit Einführung der GPS-Navigation, bei welcher die Karte mit der konkreten Position in Übereinstimmung gebracht wird, hat sich auch die Navigation in unserem Alltag revolutioniert. Unter einer ähnlichen Vorstellung wird auch in der „navigierten Chirurgie" nunmehr versucht, das vorhandene Bildmaterial (Information über die genaue Anatomie bzw. krankhafte Veränderungen) während eines Eingriffs direkt einzublenden und so dem Chirurgen den „optimalen Weg" zu beschreiben.

Hieraus ergibt sich aber folgendes Problem: Wie kann man eine genaue und verlässliche Fusion der sich dem Chirurgen während einer Operation darstellenden Anatomie und existierender Bildgebung herstellen? Dazu müssen die Koordinaten des Patienten (Anatomie), die Position des Chirurgen bzw. seiner Instrumente und die existierenden Bilder in einem Koordinatensystem überlagert werden (■ Abb. 3.1). Mit dieser Fragestellung beschäftigt sich die sog. navigierte Chirurgie. Optimalerweise können damit minimalinvasive Behandlungsmethoden (beispielsweise Protonenstrahlen oder OP-Instrumente) punktgenau an ihr Ziel navigiert werden.

3.2   Historie der Navigation

Navigation, ursprünglich die Kunst der Seefahrer, umfasst drei Teilbereiche:
- Ortsbestimmung,
- Berechnung des optimalen Weges zum Ziel und
- Steuerung des Beförderungsmediums anhand des optimalen Weges.

Auch in der Medizin müssen bei verschiedenen Fragestellungen die „Ortung" von Zielstrukturen und der optimale Weg dorthin bestimmt werden.

■ **Abb. 3.1**   Prinzip der navigierten Chirurgie: Um eine Fusion der intraoperativen Anatomie und existierender Bildgebung herzustellen, müssen die Koordinaten des Patienten, die Position des Chirurgen bzw. seiner Instrumente und die vorhandenen Bilder in einem Koordinatensystem überlagert werden

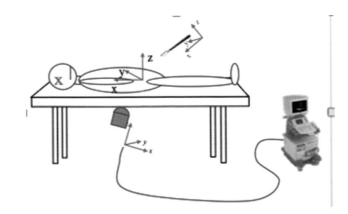

Zurückblickend wurde bereits im Jahre 1947 durch Spiegel und Wycis ein Navigationskonzept bei Hirnoperationen erstmals eingeführt [5]. Sie brachten vor dem Röntgen eines Schädels einen stereotaktischen Apparat, bestehend aus einem Metallring mit einem individuell gegipsten Kragen und einem Rahmen, an. Am Rahmen wurde eine Nadel oder ein Draht für die geplante Prozedur befestigt und durch Schiebebewegungen in den drei Ebenen navigiert. So konnte bereits damals anhand der Bildgebung eine Zielstruktur im Schädel des Patienten einfach aufgesucht werden, um etwa neurologische Erkrankungen (Epilepsie, Chorea Huntington, chronischer Schmerz etc.), psychische Störungen oder Hirntumoren zu behandeln [16].

Basierend auf dem Vorbild von Industrierobotern wurden ab 1980 Roboterarme entwickelt, die zur genaueren Platzierung von chirurgischen Instrumenten seither eingesetzt werden [9]. Zur Positionsbestimmung und Verfolgung von Zielstrukturen, was auch als „Tracking" bezeichnet wird, diente bei Spiegel und Wycis noch das Röntgenbild. Anfang der 90er-Jahre wurden dann elektromagnetische und optische Trackingverfahren für medizinische Anwendungen entwickelt. Um nun Informationen aus der Position der bei diesen Verfahren verwendeten Zielstrukturen ableiten zu können, müssen diese in Beziehung zur Patientenanatomie gebracht werden. Dazu kann beispielsweise eine Bildgebung wie die Computertomografie (CT), die Kernspintomografie (MRT) oder der Ultraschall dienen, in der beides – Anatomie und Zielstruktur – sichtbar sind. Die Positionen der getrackten Objekte im Raum kann nun vom Navigationssystem interpretiert und in eine spezifische Ausgabehandlung umgewandelt werden. Hierzu werden beispielsweise bestimmte Informationen auf einem Bildschirm angezeigt oder es werden mechanische Bewegungen ausgeführt, wie bei dem oben erwähnten Roboterarm.

3.3 Prinzipien in der Navigation

Computergestützte Navigationssysteme haben in den letzten Jahren in vielen operativen Bereichen der Medizin, wie in der Neurochirurgie, der Hals-Nasen-Ohren-Heilkunde, der Mund-, Kiefer- und Gesichtschirurgie und Orthopädie, an Einsatz gewonnen [2], [8]. Die Vielzahl der Anwendungen reicht von der reinen Ortsbestimmung von Tumoren oder Risikostrukturen über die Nadelführung bei diagnostischen und therapeutischen Eingriffen bis hin zur exakten Planung der Implantation künstlicher Gelenke.

3.3.1 Trackingmethoden

Die ständige Verfolgung der räumlichen Lage von anatomischen Zielstrukturen oder Instrumenten wird, wie oben erwähnt, als „Tracking" bezeichnet. Hierzu dienen seit Anfang der 90er-Jahre verschiedene Trackingverfahren (Ortungs- und Verfolgungsverfahren), denen entweder ein stereotaktisches oder ein Triangularisationsprinzip zugrunde liegt. In der Regel kommen Systeme zum Einsatz, die auf mechanischen, elektromagnetischen oder optischen Methoden basieren. Im störungsfreien Einsatz liefern diese Methoden genaue Ergebnisse, die im Submillimeterbereich liegen [2, 8].

Mechanische Trackingsysteme Diese Systeme sind über eine direkte physische Verbindung (z. B. Haltearme) an dem getrackten Objekt gekoppelt und verfügen über Bewegungs- und Beschleunigungssensoren. Solche Systeme werden bereits klinisch eingesetzt, z. B. in den Armen eines OP-Roboters (da Vinci® Surgical System, Intuitive Surgical, Sunnyvale, CA, USA), bei einer Dyna-CT

(Siemens Medical Solutions, Erlangen, Deutschland) oder in der Halteapparatur des Ultraschallkopfes für die stereotaktische Prostatastanzbiopsie [6, 12].

Elektromagnetische Trackingsysteme   Hierbei wird über einen Feldgenerator ein Magnetfeld erzeugt, in dem spezielle Sensorspulen geortet werden. Die Spulen können an Instrumenten zur Bildgebung (Ultraschallkopf, Bronchoskop etc.), in Biopsienadeln oder am Patienten selbst angebracht werden. Positionsänderungen der gekoppelten Sensorspulen führen zu Veränderungen des Stromflusses; diese lassen sich zur Positionsbestimmung der Instrumente nutzen (◘ Abb. 3.2). Ein solches System hat den Vorteil, dass keine direkte Sichtverbindung zwischen den Sensoren und dem Magnetfeldgenerator bestehen muss. So können auch Instrumente innerhalb des menschlichen Körpers, wie eine Biopsienadel, getrackt werden. Allerdings ist dieses System im ferromagnetischen Umfeld eines Operationssaals (OP-Tisch, Instrumente etc.) sehr störanfällig [3]. Aufgrund der geringen Reichweite muss der Feldgenerator außerdem nahe am Patienten angebracht werden. Anwendung findet die Methode u. a. bei Biopsiesystemen mit elektromagnetisch getrackter Ultraschallsonde und Biopsienadel für zielgenaue Punktionen von Leber [7] oder Niere [10].

Optische Trackingsysteme   Diese Systeme erfassen durch mindestens zwei Kameras Infrarotsignale, welche durch spezielle Sensoren mittels Triangulation emittiert oder reflektiert werden (◘ Abb. 3.3). Hierdurch kann eine hohe Genauigkeit sowie geringe Störanfälligkeit erzielt werden, jedoch ist eine freie Sichtverbindung zwischen Kamera und Sensoren Voraussetzung. Die Marker können darum nur an der Außenseite chirurgischer Instrumente angebracht werden. Allerdings kann der Abstand der Sensoren zu den Kameras dadurch größer sein. Im Körperinneren können

◘ Abb. 3.2   Elektromagnetisches Tracking. Durch einen Feldgenerator wird ein Magnetfeld erzeugt (*grün*), durch welches spezielle Sensorspulen geortet werden können (*rote Pfeile*)

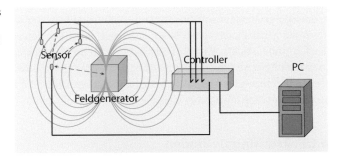

◘ Abb. 3.3   Optisches Tracking. Sensoren (*weiße Punkte*) emittieren oder reflektieren Infrarotsignale (*rote Linie*), welche von zwei Kameras erfasst werden. Eine Sichtverbindung zwischen Kamera und Sensoren muss daher bestehen

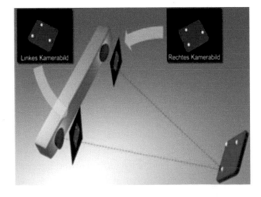

Bewegungen der Instrumentenspitze, beispielsweise das Ende eines Endoskops, nur indirekt bestimmt werden, was wiederum die Zielgenauigkeit erniedrigt.

3.3.2 Probleme der Weichgewebenavigation in der Urologie

Bei den beschriebenen Navigationssystemen handelt es sich um starre oder sog. rigide Navigationsverfahren, d. h., dass sich die Zielstrukturen in Relation zu den angebrachten Markern nach durchgeführter Bildgebung nicht mehr verformen oder verschieben dürfen. Sie ermöglichen also nur eine Navigation, sofern sich die anatomischen Strukturen während des Eingriffs lediglich in ihrer Position und Orientierung im Raum ändern (Bewegung auf dem Operationstisch), jedoch nicht in ihrer Form (Deformation). Dies ist beispielsweise bei Knochen der Glieder oder dem Schädel der Fall.

Urologische Operationen an Weichgewebsorganen wie Niere, Prostata oder Lymphknoten sind jedoch durch Bewegungen und Gewebeverformungen geprägt. Sie werden von der Atmung, dem Herzschlag, Darmbewegungen oder durch die chirurgische Manipulation während der Operation selbst verursacht. So führt beispielsweise die Darstellung und Freilegung der Niere vor einer Nierentumorentfernung zu einer starken Veränderung der Organstruktur und -position. Die Überlagerung einer in Rückenlage erstellten Schnittbildgebung vor der Operation (präoperative CT oder MRT eines Nierentumors) ist auf die intraoperative Situation einer Nierentumorentfernung daher nicht ohne Weiteres möglich. Intraoperativ befindet sich der Patient einerseits in Seitenlagerung und andererseits kommt es durch die Operation zur wesentlichen Veränderung der Anatomie, wodurch die Navigation mit einem „rigiden Navigationssystem" nicht fehlerfrei möglich ist [15, 17]. Eine Aktualisierung der anatomischen Position (Tracking) und Veränderung des Organs (Deformation) während der Operation ist somit bei der Weichteilnavigation zwingend erforderlich. Es müssen Information aus dem Körperinneren generiert und permanent aktualisiert werden, was mit den o. g. Trackingverfahren nur indirekt oder unzureichend möglich ist.

3.3.3 Bildbasierte Unterstützung urologischer Eingriffe

Aus diesem Grund ist die Überlagerung der intraoperativ gesehenen Anatomie und der präoperativ durchgeführten Schnittbildgebung weiterhin ein Prozess, den der Operateur kognitiv leisten muss. Darüber hinaus ist das haptische Feedback („Handgefühl") bei minimalinvasiven (laparoskopischen) Operationen vermindert bzw. in der robotischen Chirurgie (da Vinci®-OP-Roboter) gar nicht vorhanden. Hinzu kommt noch, dass die Orientierung im Operationssitus durch den Einsatz einer Kamera erschwert ist. Somit ist das Vorgehen des Chirurgen fast ausschließlich auf diese eingeschränkten visuellen Informationen gestützt.

Zur verbesserten visuellen Wahrnehmung haben bereits verschiedene wissenschaftliche Arbeitsgruppen eine zusätzliche Bildgebung in den Arbeitsablauf bei minimalinvasiven Eingriffen integriert. Zur Schonung der Erektionsnerven während der robotischen Radikalentfernung der Prostata wurde beispielsweise ein virtuelles Prostatamodell im Operationsmonitor eingeblendet, welches zuvor durch einen Ultraschall erzeugt wurde [20]. Durch das eingeblendete 3D-Modell soll dem Operateur eine kognitive Unterstützung bei der Prostataentfernung ermöglicht werden. Durch eine andere Arbeitsgruppe wurde in ähnlicher Weise die Gefäßversorgung der Niere anhand präoperativer CT-Bilder dreidimensional rekonstruiert und anschließend parallel zum Kamerabild während einer robotischen Nierentumorentfernung eingeblendet [4].

Diese Beispiele haben eine Bild-neben-Bild-Visualisierung gemeinsam, allerdings fehlt letztlich die Verschmelzung der „virtuellen" (zuvor durchgeführte 3D-Rekonstruktion) und „reellen" (intraoperatives Kamerabild) Bildeindrücke. Der Operateur muss die Informationen kognitiv übertragen. Genauigkeit und Verlässlichkeit bei dieser Fusion sind hierbei schwer festzustellen.

Andere Versuche, zusätzliche Informationen über die Gefäßversorgung eines Organs oder die Gewebebeschaffenheit während eines Eingriffs zu erhalten, können durch die Nutzung von „fluoroskopischen" bzw. „photodynamischen" Verfahren ermöglicht werden. Durch die intra-venöse Gabe von dem fluoreszierenden Farbstoff „Indocyaningrün" während der robotischen Nierentumorentfernung können die Nierengefäße und -durchblutung direkt dargestellt werden. Mittels Umschalten der Kamera in den Fluoroskopiemodus (Nahinfrarotbereich) wird die Ver-teilung von Indocyaningrün in Gefäßen sichtbar. Das ist insbesondere zur Beurteilung, welcher Gefäßast für die Versorgung des tumortragenden Nierengewebes verantwortlich ist, von großer Bedeutung. Hiermit ermöglicht diese Technik die Kontrolle einer ausreichenden und gezielten Blutsperre während der Nierentumorentfernung und somit letztlich einen schonenderen und sichereren Eingriff [19]. Im Unterschied zur Bild-neben-Bild-Visualisierung erfolgt bei diesem Vorgehen ein komplettes Umschalten zwischen Normalbild und alternativer Bildgebung. Jedoch ist ein vernünftiges Fortsetzen der Operation im Alternativmodus nicht möglich. Es kann ledig-lich kurz „umgeschaltet" werden, um bestimmte Informationen zu erhalten. Diese müssen dann zur Fortsetzung der Operation erneut kognitiv in das Normalbild übertragen werden.

3.3.4 Augmented Reality – Erweiterte Realität

Weiterführend kann aus bereits vorhandener Bildgebung ein „virtuelles" Modell von anatomi-schen Ziel- und Risikostrukturen erstellt werden. Mithilfe des Trackings können zusätzlich die jeweiligen Positionsdaten ermittelt werden und das Navigationssystem ist dann in der Lage, das „virtuelle" Modell in exakter Projektion auf eine „reelle" (Kamera-)Ansicht einzublenden. Diese Verschmelzung virtueller und reeller Bilder ist das Anwendungsprinzip der „erweiterten Realität" (engl.: Augmented Reality, AR). Der Operateur erfährt so eine hilfreiche Unterstützung während des Eingriffs, z. B. werden Strukturen, die unterhalb der betrachteten Oberfläche sind, sichtbar gemacht (wie die Tumorausdehnung in einer Niere). Ihre Bedeutung hat die Erweiterung der Realität aber nicht nur im Sinne einer Kompensation der eingeschränkten visuellen Darstellung und des mangelnden taktilen Feedbacks. Vielmehr ermöglicht sie die direkte Fusion von anato-mischen, aber auch funktionellen Daten (z. B. aus einer PET-CT-Untersuchung) „live" im Kame-rabild. Um jedoch das Prinzip der Augmented Reality für die Weichgewebsoperationen in der Urologie zu verwirklichen, müssen Organbewegungen permanent kompensiert und Gewebs-verformungen registriert werden [1]. Das zuvor erstellte virtuelle Bild muss somit dem reellen Bild immer folgen können. Durch die Entwicklung eines „markerbasierten Trackings" war es schließlich möglich, solche Navigationssysteme für die Urologie zu erstellen.

■ Markerbasiertes Tracking

Beim markerbasierten Tracking werden Marker als spezielle Navigationshilfen verwendet, die auf, an oder in der Nähe von Zielstrukturen (z. B. um einen Nierentumor) angebracht werden. Nachdem die Marker platziert wurden, muss allerdings eine Bildgebung durchgeführt werden, um ihre örtliche Beziehung dreidimensional zu den Zielstrukturen festzustellen. Im Kamerabild werden die Marker vom Navigationssystem erkannt und daraufhin die Position und Orientie-rung der Marker zueinander und zur Kamera berechnet. Ändert sich beispielsweise der Abstand zwischen zwei Markern bzw. die Größe der Marker im Kamerabild, so kann eine Positionsänderung des Organs oder der Kamera angenommen werden [1, 18]. Das zu überlagernde anatomische CT-Bild wird entsprechend der berechneten Veränderung angepasst und stabil gehalten. Hierdurch können die gewünschten Zielstrukturen im Sinne einer Augmented-Reality-Visualisierung in derselben Projektion auf das Videobild überblendet werden. Anforderungen an die verwendeten Marker sind einfache Anwendbarkeit, Sterilisierbarkeit und die Erkennbarkeit mittels automatischer Bildverarbeitung. Das Anbringen der Marker muss so geplant sein, dass sie später während der Navigation kontinuierlich von der Kamera erfasst werden können. Sofern es sich bei der Kamera um eine Laparoskopiekamera (für Eingriffe im Bauchraum) handelt, können die Marker erst während der Operation selbst gesetzt werden. In diesem Fall muss die Möglichkeit zu einer Bildgebung im OP gegeben sein. Über eine Bild-zu-Bild-Registrierung kann auch eine präoperativ durchgeführte Bildgebung (CT, MRT etc.) für die Erstellung eines virtuellen Modells der anatomischen Strukturen verwendet werden.

Gegenüber den bereits erwähnten magnetischen oder optischen Trackingverfahren hat dieses Verfahren den Vorteil, genauer sowie unkomplizierter anwendbar zu sein und eventuelle Fehler selbst detektieren zu können. Durch die Möglichkeit zur ständigen Abstandsmessung zwischen realer Navigationshilfe und ihrem überblendeten virtuellen Modell kann diese Technik die Genauigkeit der Methode selbst überprüfen. Dementsprechend muss ab einer gewissen Fehlergröße von einer relevanten Verformung der Zielstruktur ausgegangen werden, was eine Wiederholung der intraoperativen Bildgebung zur erneuten Erfassung der Markerposition zur Folge hat. Um den Einfluss möglicher Verformungen gering zu halten, ist es notwendig, die Marker nahe an der Zielstruktur anzubringen. Bei weit fortgeschrittenem Operationsverlauf ist die AR-Visualisierung aufgrund der auftretenden Verformung der Organe durch die chirurgische Manipulation bzw. Veränderungen des Gewebes jedoch nicht mehr einsetzbar. Am Phantommodell konnten die Machbarkeit und Robustheit dieser Technik bereits gezeigt werden [15, 17].

3.4 Klinische Anwendung

Die oben beschriebenen Navigationssysteme finden in der Klinik bereits ihren Einsatz, beispielsweise bei der Nierentumorentfernung oder der robotischen Radikalentfernung der Prostata (Prostatektomie) [2].

Als ein erstes Anwendungsbeispiel eines Navigationssystems für urologische Weichgewebsoperationen ist die laparoskopische Prostatektomie (Schlüsselloch-OP der Prostata) zu nennen. Hierbei wird ein transrektaler 3D-Ultraschall (3D-TRUS) der Prostata zur intraoperativen Bildgebung angewandt [1, 15]. Zunächst werden nadelförmige Navigationshilfen in die Prostata eingebracht. Anschließend erfolgt die Aufzeichnung eines 3D-TRUS der Prostata. In diesem werden die Positionen der Navigationshilfen anhand der im Ultraschall sichtbaren Nadelschäfte geortet. Zusätzlich werden die Prostataoberfläche, Gefäß-Nerven-Bündel, Harnröhre und ggf. die Tumorlokalisation (bekannt aus der Biopsie) zu einem virtuellen Modell zusammengefügt. Die kugelförmigen, farbigen Köpfe der Navigationshilfen dienen dem markerbasierten Tracking.

Die Anwendung der Augmented Reality ermöglicht eine besonders vorsichtige Entfernung der Prostata im Bereich des Blasenhalses sowie der Gefäß-Nerven-Bündel (◘ Abb. 3.4, [14]).

Ein weiteres Beispiel ist die bereits erwähnte Nierentumorentfernung. Hierfür wird aus präoperativen Schichtaufnahmen ein virtuelles Modell, bestehend aus Niere, Nierentumor, Nierenhohlsystem und Gefäßen, erstellt [17]. Intraoperativ werden zunächst kugelförmigen Navigationshilfen mittels Gewebekleber um die vermutete Tumorlokalisation angebracht. Ein

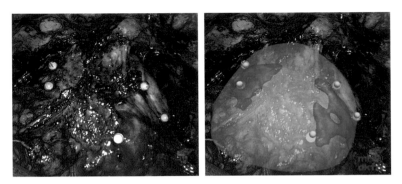

◘ Abb. 3.4   Navigation bei der Radikal-OP der Prostata (laparoskopische Prostatektomie). An der Prostata angebrachte Navigationshilfen (links) ermöglichen durch das markerbasierte Tracking ein Überblenden des Laparoskopiebildes mit dem virtuellen Planungsmodell (rechts: Prostata grün, Gefäß-Nerven-Bündel blau, Navigationshilfen gelb). (Aus [14])

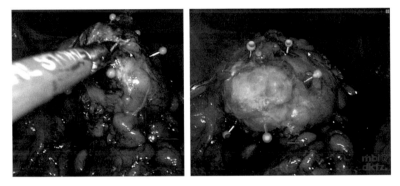

◘ Abb. 3.5   Navigation bei der laparoskopische Nierentumorentfernung. Augmented-Reality-Bild (rechts) einer Niere (rosa), eines Unterpoltumors (grün) und der angebrachten Marker (gelb) während der Präparation. Sind einzelne Navigationshilfen (grün, blau) durch Instrumente verdeckt, wird die Überblendung gestoppt (links). (Aus [14])

mobiles 3D-C-Bogen-CT (Dyna-CT) wird dann zur Bildgebung während der Operation eingesetzt. Anschließend wird der Bilddatensatz auf das präoperativ erstellte virtuelle Model überlagert. Wie im zuvor beschriebenen Navigationssystem kann dann in Echtzeit mithilfe des markerbasierten Trackings ein AR-Video erzeugt werden. Der Operateur kann so die exakte Lokalisation und Ausdehnung des Nierentumors direkt in seinem Kamerabild erkennen (◘ Abb. 3.5, [14]).

Ähnlich den beiden zuvor genannten Beispielen wurde ein iPad-unterstütztes Navigationssystem entwickelt, welches die Punktion der Niere durch die Haut (perkutane Nierenfistelanlage) basierend auf einem CT-Datensatz ermöglicht. Auch hierbei wird das Konzept des markerbasierten Trackings verwendet [13]. Methodisch werden zunächst kreisrunde Marker um den späteren Punktionsort herum angebracht, die der Patient bereits während der Durchführung der Bildgebung in Bauchlage trägt. Die angebrachten Marker, Niere und Nierenhohlsystem werden hiernach dreidimensional rekonstruiert. Während der Nierenpunktion werden die Marker von der Kamera des iPads aufgezeichnet und durch eine spezielle Software mit dem CT-Bild fusioniert. Das so augmentierte Bild wird per WiFi auf das Display des iPads zurückgesendet und

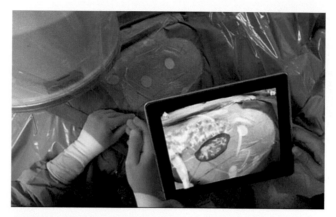

■ Abb. 3.6 iPad-navigierte Nierenpunktion. Während der Punktion des Nierenbeckens durch die Haut wird im iPad das virtuelle CT-Model von Niere, Nierenhohlsystem und knöchernen Strukturen zur Führungshilfe der Punktionsnadel überblendet. Farbige Marker (*orange, gelb*), die auf die Haut des Patienten kleben, dienen zum Kameratracking. (Aus [14])

dort eingeblendet (■ Abb. 3.6, [14]). Bringt man zudem die Position einer getrackten Nadel in Beziehung zu den Markern, kann der Verlauf des Punktionskanals angezeigt werden und der Eingriff lässt sich so navigieren. Dieses Verfahren ist in der Lage, auch bei komplexer Anatomie ideale Punktionswege anhand der Schnittbildgebung vorherzubestimmen und daher navigiert durchzuführen [11].

3.5 Ausblick

Zusammenfassend lässt sich festhalten, dass die letzten zwei Dekaden von einer parallelen Entwicklung der Röntgendiagnostik und der chirurgischen Technologie geprägt waren. Die bildgebenden Disziplinen sind zunehmend in der Lage, hervorragende 3D-Rekonstruktionen der Anatomie darstellen und sogar funktionelle Aussagen zu Organsystemen machen zu können. Die Entwicklung auf chirurgischem Gebiet konzentrierte sich hingegen auf die weitere Minimierung der OP-Zugänge und der chirurgischen Instrumente.

Durch die intraoperative Nutzung von präoperativ gewonnen Daten können z. B. Entscheidungen, welche Strukturen entfernt oder geschont werden sollen, zukünftig noch valider und exakter erfolgen. Dies kann einerseits zu besseren funktionellen (bspw. Nervenerhalt) und andererseits besseren onkologischen (bspw. Entfernung von Tumorausläufern) Ergebnissen führen. Technologien, die moderne Bildgebung in die operative Realität sinnvoll integrieren können, werden somit zukünftig an Bedeutung gewinnen.

Ein Blick in die Literatur zeigt den überwiegenden Einsatz von starren Navigationssystemen. Dieses erscheint jedoch für die Weichgewebsoperationen in der Urologie nur wenig erfolgreich. Die klinisch bereits eingesetzten markerbasierten Trackingsysteme versuchen das Problem der Bewegungskompensation und Registrierung zu minimieren. Allerdings sind auch diese nur bedingt in der Lage, exakte Veränderungen messbar zu machen. Dieses Problem stellt weiterhin die größte Herausforderung für valide Navigationssysteme in der Urologie dar. Daher befinden sich aktuell zahlreiche Forschungsansätze zur markerlosen Bewegungskompensation in der Entwicklung.

Literatur

[1] Baumhauer M, Simpfendörfer T, Schwarz R et al (2007) Soft tissue navigation for laparoscopic prostatectomy: evaluation of camera pose estimation for enhanced visualization. SPIE Med Imaging 6509(1):11–23
[2] Baumhauer M, Feuerstein M, Meinzer HP et al (2008) Navigation in endoscopic soft tissue surgery: perspectives and limitations. J Endourol 22(4):751–766
[3] Franz AM, Haidegger T, Birkfellner W et al (2014) Electromagnetic tracking in medicine – a review of technology, validation and applications. IEEE Trans Med Imaging 33(8):1702–1725
[4] Furukawa J, Miyake H, Tanaka K et al (2014) Console-integrated real-time three-dimensional image overlay navigation for robot-assisted partial nephrectomy with selective arterial clamping: early single-centre experience with 17 cases. Int J Med Robot. https://doi.org/10.1002/rcs.1574
[5] Gildenberg PL (2004) The birth of stereotactic surgery: a personal retrospective. Neurosurgery 54 (1):199–207,discussion 207–8
[6] Hadaschik BA, Kuru TH, Tulea C et al (2011) A novel stereotactic prostate biopsy system integrating pre-interventional magnetic resonance imaging and live ultrasound fusion. J Urol 186(6):2214–2220
[7] Hakime A, Barah A, Deschamps F et al (2013) Prospective comparison of freehand and electromagnetic needle tracking for US-guided percutaneous liver biopsy. J Vasc Interv Radiol 24(11):1682–1689
[8] Kato A, Yoshimine T, Hayakawa T et al (1991) A frameless, armless navigational system for computer-assisted neurosurgery. Technical note. J Neurosurg 74(5):845–849
[9] Kwoh YS, Hou J, Jonckheere EA, Hayati S (1988) A robot with improved absolute positioning accuracy for CT guided stereotactic brain surgery. IEEE Trans Biomed Eng 35(2):153–160
[10] Li R, Li T, Qian X et al (2014) Real-time ultrasound-guided percutaneous nephrolithotomy using SonixGPS navigation: clinical experience and practice in a single center in China. J Endourol. https://doi.org/10.1089/end.2014.0302
[11] Müller M, Rassweiler MC, Klein J et al (2013) Mobile augmented reality for computer-assisted percutaneous nephrolithotomy. Int J Comput Assist Radiol Surg 8(4):663–675
[12] Radtke JP, Kuru TH, Boxler S et al (2014) Comparative analysis of transperineal template-saturation prostate biopsy versus MRI-targeted biopsy with MRI-US fusion-guidance. J Urol. https://doi.org/10.1016/j.juro.2014.07.098
[13] Rassweiler JJ, Müller M, Fangerau M et al (2012) iPad-assisted percutaneous access to the kidney using marker-based navigation: initial clinical experience. Eur Urol 61(3):628–631
[14] Simpfendörfer T, Hatiboglu G, Hadaschik B et al (2015) Navigierte urologische Chirurgie – Möglichkeiten und Grenzen aktueller Technik. Urologe 54:709. https://doi.org/10.1007/s00120-014-3709-8
[15] Simpfendörfer T, Baumhauer M, Müller M et al (2011) Augmented reality visualization during laparoscopic radical prostatectomy. J Endourol 25(12):1841–1845
[16] Spiegel EA, Wycis HT, Marks M, Lee AS (1947) Stereotaxic apparatus for operations on the human brain. Science 106:349–350
[17] Teber D, Guven S, Simpfendörfer T et al (2009) Augmented reality: a new tool to improve surgical accuracy during laparoscopic partial nephrectomy? Preliminary in vitro and in vivo results. Eur Urol 56(2):332–338
[18] Teber D, Simpfendörfer T, Guven S et al (2010) In-vitro evaluation of a soft-tissue navigation system for laparoscopic prostatectomy. J Endourol 24(9):1487–1491
[19] Tobis S, Knopf J, Silvers C et al (2011) Near infrared fluorescence imaging with robotic assisted laparoscopic partial nephrectomy: initial clinical experience for renal cortical tumors. J Urol 186(1):47–52
[20] Ukimura O, Aron M, Nakamoto M et al (2014) Three-dimensional surgical navigation model with TilePro display during robot-assisted radical prostatectomy. J Endourol 28(6):625–630

Robotik

Cathrin Arden, Joanne Nyarangi-Dix, und Gencay Hatiboglu

© Springer-Verlag GmbH Deutschland 2018
C. Kesch, M. Hohenfellner, (Hrsg.), *Aktuelles aus Klinik und Praxis der Urologie*,
WissenKompakt Medizin, https://doi.org/10.1007/978-3-662-55473-9_4

4.1   Einleitung

Unter dem Begriff der roboterassistierten Chirurgie versteht man den Einsatz von Operationsrobotern bei operativen Eingriffen. Die Entwicklung begann schon vor Jahrzehnten und zog nach und nach in den klinischen Alltag ein. Heute ist die roboterassistierte Chirurgie eine Standardprozedur und aus dem klinischen Alltag nicht mehr wegzudenken. Der Ursprung des Wortes Roboter ist das tschechische Wort „robota" und bedeutet übersetzt „arbeiten".

In der Urologie finden als minimalinvasive Eingriffe die Endoskopie und die Schlüssellochtechnik, die Laparoskopie, einen breiten Einsatz. Besondere Bedeutung hat hierbei der Da-Vinci-Operationsroboter als Alternative zur klassischen Laparoskopie.

Dieses Kapitel soll einen Überblick über die Technik des Da-Vinci-Systems, seine Vorteile und sein Einsatzspektrum in der Urologie geben.

So wird insbesondere im weiteren Verlauf auf die operative Entfernung der Prostata, die Prostatektomie, die Nierentumorchirurgie und die rekonstruktive Chirurgie eingegangen.

4.2   Operationsroboter

Wenn man von Operationsrobotern spricht, sind drei Systeme voneinander zu unterscheiden [29]:
- aktive,
- semi-aktive und
- Master-Slave-Systeme.

Wie die Bezeichnung schon verrät, sind aktive Systeme selbstständig und passen sich neuen Gegebenheiten an. Sie werden lediglich beaufsichtigt. In semi-aktiven Systemen besteht ein Zusammenspiel aus Operateur und Roboter. Beim Master-Slave-System wird der Roboter durch den Operateur gesteuert. Das Da-Vinci-System ist ein Master-Slave-System.

Der erste urologische Einsatz von Robotern war im Jahr 1989 mit dem PROBOT-System, mit dessen Hilfe eine transurethrale Prostataresektion, also eine Entfernung von Prostatagewebe durch die Harnröhre, durch ein rotierendes Messer computergesteuert durchgeführt wurde [10]. Obwohl dieses System initial am Modell getestet und bei 5 Patienten klinisch angewendet wurde, konnte es sich nicht durchsetzen und findet keinen Einsatz im klinischen Alltag [39].

Das erste System mit relevanter klinischer Anwendung war das Master-Slave-System AESOP („automated endoscopic system for optimal positioning"). Dieses System diente als robotischer Arm zur Kamerahaltung und -führung bei laparoskopischen Eingriffen. Erster Einsatz war im Jahre 1993. Vorteile waren die ruhigere und stabilere Kameraführung sowie die Möglichkeit, mit weniger Personal zu operieren [23]. Dieses System findet sich auch heute noch in der klinischen Anwendung zur Unterstützung der konventionellen Laparoskopie.

Größte Bedeutung heutzutage hat das Da-Vinci-System, auf welches im Folgenden eingegangen wird.

4.2.1   Da-Vinci-System

Entwicklung

Die Entwicklung des Da-Vinci-Roboters geht auf das US-Militär zurück; die Entwicklung begann im Jahr 1960. Die ursprüngliche Idee war es, verwundete Soldaten sofort durch Fachpersonal operativ versorgen zu können, ohne dass der Arzt selbst vor Ort sein musste. Das vorgestellte

System war das ZEUS-System (Computer Motion Corporation Berkely, California, USA) bestehend aus einem robotischen AESOP-Arm zur Kameraführung sowie 2 robotischen Arbeitsarmen, die über 4 Freiheitsgrade verfügten.

Parallel zur Anwendung des ZEUS-Systems wurde das Da-Vinci-System von Intuitive Surgical (Sunnyvale, California, USA) entwickelt. Im Jahr 2003 fusionierten beide Firmen. Seither wird nur noch das Da-Vinci-System vertrieben und ist das bislang meist verbreitete Master-Slave-System auf dem Markt. Das Da-Vinci-System fungiert hierbei als Telemanipulator und wird vom Operateur gesteuert.

Der initiale Einsatz war in der Herzchirurgie, gefolgt von der Urologie, Gynäkologie und Allgemeinchirurgie [39]. 2001 wurde die erste transatlantische Operation durchgeführt. Hierbei handelte es sich um eine Gallenblasenentfernung, bei der der Operateur von New York aus einen Patienten in Straßburg operierte [27]. Dies ist allerdings keinesfalls der Standard. Bei der heutigen Anwendung steht die Steuerkonsole im selben Operationssaal wie der Patient und der Da-Vinci-Roboter. Der Operateur operiert allerdings nicht steril am OP-Tisch, sondern steuert den Da-Vinci-Roboter von seiner Konsole aus. Der erste Einsatz des Da-Vinci-Roboters in der Urologie war bei einer radikalen Prostatektomie im Mai 2000 in Frankfurt [4].

Seither wurde das Einsatzspektrum kontinuierlich erweitert und umfasst heute auch die Nierentumorchirurgie, rekonstruktive Eingriffe (Nierenbeckenplastik, Inkontinenz- und Deszensuschirurgie) wie auch die Blasenentfernung, die radikale Zystektomie.

Seine Verbreitung und Anwendung vergrößert sich stetig. So steigerte sich die Anzahl Da-Vinci-assistierter Operationen von 80.000 auf 205.000 weltweit von 2007 bis 2010 bei einem Anstieg der Geräte im Einsatz von 800 auf 1400 [3] mit einem weiteren Anstieg auf 3597 im Januar 2016 (laut Herstellerangaben). In Deutschland sind derzeit 80 Systeme im Einsatz.

Technik

Das Da-Vinci-System bestand initial aus 2 Arbeitsarmen und einem Kameraarm sowie der Steuerkonsole. Diese steht im OP-Saal und wird vom Operateur bedient. Am OP-Tisch befinden sich das Da-Vinci-System und eine OP-Assistenz. Der Eingriff erfolgt minimalinvasiv in Schlüssellochtechnik. Die Arbeitsinstrumente des Roboters werden über sog. Trokare (vergleichbar mit kleinen Hülsen) in den Bauchraum des Patienten eingebracht.

Aktuelle Systeme verfügen über einen dritten Arbeitsarm. Dieser dient dem Operateur zur besseren Exposition des OP-Gebietes sowie zum Einsatz zusätzlicher Instrumente. Die Arbeitsarme verfügen über 7 Freiheitsgrade und sind damit beweglicher als die menschliche Hand. Durch diese Technik ist eine präzise Übertragung der Hand- und Fingerbewegungen des Operateurs auf die Operationsinstrumente möglich. Durch den Einsatz eines Tremorfilters können im OP-Gebiet präzise und filigrane Bewegungen durchgeführt und somit auch empfindliche Strukturen unter maximaler Gewebeschonung und ohne Bewegungsartefakte präpariert werden. Zusätzlich ist durch die dreidimensionale Kamera in High-Definition-Auflösung eine optimale Visualisierung des Operationsfeldes möglich. Eine Vergrößerung des Bildes bis zu 10fach ist möglich. Somit können auch feinste anatomische Strukturen sicher gesehen werden, was eine präzise Operation und minimalen Blutverlust ermöglicht.

Vor- und Nachteile

Vorteile von Operationen mit dem Da-Vinci-System sind die gute Visualisierung des OP-Gebietes mit der Möglichkeit einer bis zu 10fachen Vergrößerung in Dreidimensionalität. Die 7 Freiheitsgrade der Arbeitsarme sind der konventionellen Laparoskopie überlegen und ermöglichen

durch die dadurch erzielte Beweglichkeit eine Präparation und effizientere Naht- und Knoten-
technik. Vorteilhaft wirkt sich zudem der Tremorfilter aus, wodurch die Instrumente mit exzel-
lenter Präzision geführt werden können. Zusätzlich ist die gute Ergonomie für den Operateur
zu nennen, der an der Steuerkonsole sitzt. Durch den Einsatz einer zweiten Konsole kann die
Zusammenarbeit mehrerer Operateure an einem Da-Vinci-System erfolgen. Dies ermöglicht
eine effizientere Ausbildung neuer Operateure im „Fahrschulmodell" – der erfahrenere Operateur kann während der Ausbildung die Operation von der zweiten Konsole aus ständig verfol-
gen und jederzeit die Operation übernehmen [14, 7, 21]. Zur Ausbildung von Operateuren gibt
es zudem einen OP-Simulator zum Training von Einsteigern wie auch für erfahrene Operateure
zur Verfeinerung ihrer Fähigkeiten [21].

Vorteile der Da-Vinci-assistierten Operation für den Patienten sind vor allem die schnellere
postoperative Erholung, u. a. durch den geringeren Blutverlust, weniger Schmerzen postopera-
tiv und der damit verbundene kürzere Klinikaufenthalt.

Als Nachteil sind die erhöhten Kosten aufzuführen. Neben den hohen Anschaffungskosten
sind die hohen Kosten des Verbrauchsmaterials zu nennen. Die Mehrkosten betragen in der Universitätsklinik Heidelberg am Beispiel der Prostatektomie 500 Euro pro Eingriff.

Eine Teilkosteneinsparung ist möglich durch geringere Personalkosten, da lediglich ein
Assistent nötig ist, sowie durch eine verkürzte Krankenhausverweildauer durch ein geringeres
OP-Trauma. Dennoch bleiben Mehrkosten durch den Einsatz des Da-Vinci-Systems bestehen.

4.3   Prostatektomie

4.3.1   Prostatakarzinom

Das Da-Vinci-System hat in der Urologie nach wie vor sein größtes Einsatzgebiet im Bereich der
radikalen Prostatektomie.

Das Prostatakarzinom ist die häufigste maligne Tumorerkrankung des Mannes und die
dritthäufigste maligne Todesursache beim Mann. Die Zahl der Neuerkrankungen an Prostatakarzinomen lag im Jahr 2012 in Deutschland bei 63.710 und wird für 2016 auf 66.900 geschätzt
[33].

Die Prostatektomie ist neben der Strahlentherapie die Standardtherapie des Prostatakarzinoms. Als operative Optionen stehen die offene retropubische radikale Prostatektomie und die
minimalinvasive Prostatektomie zur Verfügung. Beim minimalinvasiven Vorgehen stehen das
konventionell laparoskopische Vorgehen sowie die Da-Vinci-assistierte Prostatektomie zur Verfügung [41, 38].

Oberstes Ziel der Operation ist neben der onkologischen Sicherheit der Erhalt der Lebensqualität. Insbesondere stehen hierbei der Erhalt von Kontinenz und erektiler Funktion im
Fokus. Die Prostatektomie unterlag seit ihrem Beginn einer Weiterentwicklung. Durch Arbeiten von Walsh et al. kam es bereits zu einem besseren Verständnis der prostatischen Anatomie [42]. Die Laparoskopie und nicht zuletzt die robotische Prostatektomie erweiterten dieses
Verständnis. Durch ein verbessertes Verständnis der anatomischen Verhältnisse sowie Weiterentwicklung der OP-Techniken konnten die funktionellen Ergebnisse wesentlich verbessert werden [32, 8].

Die Da-Vinci-assistierte Prostatektomie kommt hauptsächlich beim niedrigen und mittleren Risikobefund zum Einsatz.

4.3.2 Ergebnisse der Da-Vinci-assistierten Prostatektomie

Neben der onkologischen Sicherheit ist der Erhalt der Lebensqualität das Ziel der Prostatektomie. Hieran wird der Erfolg der Operation gemessen [12]. Zudem spielen die peri- und postoperativen Komplikationen bei der Beurteilung des Ergebnisses der Da-Vinci-assistierten Operation eine wichtige Rolle [31].

Die onkologische Sicherheit nach Prostatektomie wird insbesondere am biochemisch-rezidivfreien Überleben gemessen, also der Zeit in der der Tumormarker PSA unterhalb der Nachweisgrenze liegt.

Andere Faktoren, die hier eingehen, sind die Rate an positiven Absetzungsrändern, was bedeutet, dass Tumorgewebe bis an den Schnittrand reicht [36, 30, 45].

Verschiedene Autoren haben untersucht, ob hier Unterschiede zwischen dem laparoskopischen bzw. roboterassistierten Vorgehen und der offenen Operation als Goldstandard bestehen. Die Rate an positiven Absetzungsrändern haben Tewari et al. bei offen-retropubisch, konventionell-laparoskopisch und Da-Vinci-assistiert durchgeführten Prostatektomien untersucht. Diesbezüglich wurden 400 Arbeiten analysiert. Hinsichtlich positiver Absetzungsränder wurden 47.103 Patienten nach retropubischer Prostatektomie, 33.180 Patienten nach laparoskopischer und 28.950 Patienten nach Da-Vinci-assistierter Prostatektomie untersucht. Bei der Da-Vinci-assistierten Methode war die Rate positiver Resektionsränder mit 16,2 % geringer als bei der konventionell-laparoskopischen OP mit 20,4 % und der offenen retropubischen Prostatektomie mit 24,2 % [38].

Die funktionellen Ergebnisse nach Prostatektomie werden gemessen an postoperativen Kontinenz- und Potenzraten. Hier zeigt die Da-Vinci-assistierte Prostatektomie Vorteile gegenüber der offenen retropubischen und konventionell-laparoskopischen Operation.

Postoperative Kontinenz Mittelwerte für die postoperative Kontinenz 12 Monate nach Operation betrugen für die Da-Vinci-assistierte Prostatektomie 92 %, für die konventionell-laparoskopische Prostatektomie 84,8 % und für die offene retropubische Prostatektomie 79 % [9]. Es gibt jedoch auch einige Arbeiten, die vergleichbare Kontinenzergebnisse nach konventioneller Laparoskopie sowie Da-Vinci-assistiertem Eingriff beschreiben [34]. Vergleicht man hierzu die Ergebnisse nach offener Operation, so zeigen sich insbesondere an erfahrenen Zentren vergleichbare Ergebnisse. Kundu et al. beschreiben hierzu Kontinenzraten bis zu 93 % nach 18 Monaten [24].

Postoperative Potenz Bezüglich der postoperativen Potenz beschreiben Coelho et al. in einer Metaanalyse Potenzraten von 59,9 % bei einseitigem bzw. von 93,5 % bei beidseitigem Nervenerhalt 12 Monate nach Da-Vinci-assistierter Operation. Unter Nervenerhalt versteht man, dass die Nerven, die für die Erektion zuständig sind, während des Eingriffs geschont werden. Die Autoren verglichen dies zum konventionell-laparoskopischen und offenen Vorgehen. Sie beschreiben Potenzraten nach der konventionell-laparoskopischen Operation von 31,1 % bei einseitigem und 54 % bei beidseitigem Nervenerhalt, nach offener retropubischer Prostatektomie lagen die Raten bei 43,1 % bei einseitigem und 60,6 % bei beidseitigem Nervenerhalt [9].

Perioperative Sicherheit Die perioperative Sicherheit wurde ebenfalls in der Arbeit von Coelho et al. untersucht. Die Autoren evaluierten hierzu den perioperativen Blutverlust und beschrieben einen deutlich niedrigeren Blutverlust und eine niedrigere Rate an Bluttransfusionen bei der Da-Vinci-assistierten Prostatektomie im Vergleich zur retropubischen und laparoskopischen Prostatektomie. Eine Untersuchung an 2500 Patienten zeigte einen medianen Blutverlust von 100 ml, nur bei 12 Patienten (0,5 %) war eine Bluttransfusion notwendig [9]. Ein geringeres Operationstrauma, eine verkürzte Katheterverweildauer sowie einen geringeren Blutverlust der Da-Vinci-assistierten Prostatektomie nennen auch Akand et al. [1]. Der Blutverlust betrug in dieser Untersuchung bei der offenen Prostatektomie etwa 602 ml, bei der laparoskopischen Prostatektomie 526 ml und bei der Da-Vinci-assistierten Prostatektomie 234 ml. Die Krankenhausverweildauer war bei der konventionellen Laparoskopie und der Da-Vinci-assistierten Prostatektomie mit 3,2 Tagen gleich, aber deutlich verkürzt im Vergleich zur offenen Prostatektomie mit 9,1 Tagen mittlerer Krankenhausverweildauer [1].

Zusammenfassend lässt sich sagen, dass die Da-Vinci-Methode bez. der onkologischen Sicherheit der offenen Operation ebenbürtig ist. Ein Vorteil gegenüber der offenen Operation sind die verkürzte Krankenhausverweildauer sowie der geringere intraoperative Blutverlust. Bezüglich der funktionellen Ergebnisse existieren je nach Studie unterschiedliche Ergebnisse. Die Ergebnisse scheinen nach minimalinvasivem Vorgehen dem offenen Vorgehen mindestens gleichwertig bzw. überlegen. Zudem scheint es einen Vorteil des roboterassistierten Vorgehens gegenüber der konventionellen Laparoskopie zu geben. Es sind weitere Studien notwendig, um einen eventuellen Vorteil der Da-Vinci-assistierten Prostatektomie gegenüber der konventionellen Laparoskopie nachzuweisen. Eine aktuell in Deutschland durchgeführte Studie zu diesem Thema ist die Lap-01-Studie, bei der Patienten an mehreren Zentren randomisiert nach Da-Vinci oder konventionell-laparoskopisch prostatektomiert werden.

Sicher ist jedoch, dass die minimalinvasive Prostatektomie hinsichtlich der postoperativen Erholung und der Krankenhausverweildauer der offenen retropubischen Prostatektomie überlegen ist bei vergleichbarer onkologischer Sicherheit.

4.4   Nierentumorchirurgie

4.4.1   Nierenzellkarzinom

Nierentumore sind mit einem Anteil von 2,5 % aller soliden Tumoren die zehnthäufigste Tumorentität [25]. Es kam im Jahr 2012 in Deutschland zu 15.030 Neuerkrankungen. Männer waren mit 63 % der Neuerkrankungen häufiger betroffen als Frauen. Die Zahl der Neuerkrankungen wird für das Jahr 2016 auf 16.500 geschätzt. Hauptanteil der Nierentumoren hat das klarzellige Nierenzellkarzinom mit 90 % [33]. Nierentumoren fallen häufig im Rahmen von Ultraschalluntersuchungen oder Schnittbildgebungen aus anderen Gründen als Zufallsbefund auf.

Therapeutisch ist die operative Entfernung des Nierentumors die Therapie der Wahl. Bei lokal begrenzten Tumoren ist ein nierenerhaltendes Vorgehen immer anzuwenden, wenn technisch möglich. Große Bedeutung hat die nierenerhaltende Tumorchirurgie insbesondere bei Einzelnierigkeit, bei Niereninsuffizienz, beim erblichen Nierenzellkarzinom sowie bei beidseitigem Tumorbefall.

Nierentumorchirurgie wird sowohl offen-chirurgisch als auch minimalinvasiv bzw. laparoskopisch durchgeführt. Neben der Lage und Größe des Tumors ist hierbei die Expertise des Operateurs maßgeblich. Laparoskopische Eingriffe bleiben aufgrund der langen Lernkurve spezialisierten Zentren vorbehalten [20]. Neben der onkologischen Sicherheit durch eine komplette Entfernung des Nierentumors ist der Erhalt der Nierenfunktion ein entscheidender Faktor für das postoperative Ergebnis.

Für die postoperative Nierenfunktion ist neben dem verbleibenden, gesunden Nierengewebe die Ischämiezeit, also die Zeit in der die Blutzufuhr zur Niere unterbunden und der Tumor aus der Niere entfernt wird, entscheidend. Diese sollte so kurz wie möglich gehalten werden [35].

Bezüglich der minimalinvasiven OP-Techniken hat die Da-Vinci-assistierte Nierenteilresektion durch die verbesserte Beweglichkeit der Operationsarme einen großen Vorteil bei der Rekonstruktion im Gegensatz zur konventionellen Laparoskopie. Somit wird eine verkürzte Zeit für diesen Operationsschritt möglich und dadurch eine geringe Ischämiedauer.

Die erste robotische Nierenteilresektion wurde 2004 beschrieben [17]. Seither werden mehr und mehr Nierenteilresektionen Da-Vinci-assistiert durchgeführt.

Im Gegensatz zur konventionellen Laparoskopie wird eine kürzere Lernkurve angegeben. Als Lernkurve werden 20–30 Fälle angegeben, um eine Ischämiezeit von < 30 min und einen maximalen Blutverlust von 100 ml zu erreichen, wenn schon generelle Erfahrungen mit dem Da-Vinci-System vorliegen [28].

4.4.2 Ergebnisse der Da-Vinci-assistierten Nierenteilresektion

Verschiedene Untersuchungen vergleichen die Da-Vinci-assistierte Nierenteilresektion, die laparoskopische Nierenteilresektion und das offen-chirurgische Vorgehen.

Ficarra et al. beschreiben in einem Vergleich zwischen offener und Da-Vinci-assistierter Nierenteilresektion eine kürzere Ischämiezeit für die offene Operation mit 15,4 min im Vergleich zu 19,2 min bei der Da-Vinci-assistierten Operation. Allerdings ist bei der Da-Vinci-assistierten Nierenteilresektion der mittlere Blutverlust reduziert und beträgt 100 ml im Vergleich zu 150 ml bei der offenen Operation. Ebenso waren die postoperativen Komplikationen bei der Da-Vinci-assistierten Nierenteilresektion mit 14 % geringer im Vergleich zu einer postoperativen Komplikationsrate von 21,5 % bei der offenen Operation [15]. Ähnliche Ergebnisse werden auch in anderen Untersuchungen beschrieben. In einem weiteren Vergleich (Metaanalyse mit 8 Studien) zwischen offenem und robotischem Vorgehen wird eine verlängerte Operationszeit für die Da-Vinci-assistierte Methode bei jedoch reduzierter Komplikationsrate (19,3 % Da-Vinci-assistierte Nierenteilresektion versus 29,5 % offene Nierenteilresektion) und verkürzter Krankenhausverweildauer beschrieben [44].

Insbesondere in der offenen Chirurgie geht der aktuelle Trend hin zur Resektion ohne Ischämie. Diese Technik wird in aktuellen Untersuchungen ebenfalls für die robotische Nierentumorresektion beschrieben. Der Benefit für den Patienten ist ein besserer Erhalt der Nierenfunktion, da diese nicht durch eine Unterbrechung der Blutzufuhr geschädigt wird. Nachteil ist jedoch der erhöhte Blutverlust [35]. Andere Autoren beschreiben aus diesem Grund die superselektive Unterbindung der tumorzuführenden Gefäße, was bedeutet, dass Gefäße, die den Tumor versorgen, gezielt aufgesucht und unterbunden werden. Insbesondere durch die intraoperative Vergrößerung sowie durch die filigrane Präparation mit extrem beweglichen, laparoskopischen Instrumenten (7 Freiheitsgrade) kann hier der Da-Vinci-Roboter seine Vorteile ausspielen. Hierbei wird das blutzuführende Nierengefäß bis zu seiner Aufzweigung in kleinere Gefäße verfolgt und so das den Tumor versorgende Gefäß identifiziert. In einer aktuellen Untersuchung von Desai et al. konnte gezeigt werden, dass der Blutverlust durch das gezielte Unterbinden im Vergleich zur kompletten Unterbindung des großen Nierengefäßes nahezu gleich niedrig war (200 ml versus 150 ml). Ebenso verhielt es sich mit den Komplikationen während des Eingriffs. Im Gegensatz hierzu zeigte sich ein deutlicher Unterschied in der postoperativen Nierenfunktion. So war der Verlust an Nierenfunktion in der Gruppe mit gezieltem Unterbinden bei 0 % im Gegensatz zu 11 % in der Gruppe mit Unterbindung der kompletten Blutzufuhr zur Niere [11].

Einen anderen Vorteil, den das Da-Vinci-System in der Nierentumorchirurgie bietet, ist die Fluoreszenzbildgebung oder sog. Firefly-Technik. Nach intravenöser Gabe eines „Kontrastmittels" (Indocyaningrün) kann dieses durch eine spezielle Technik, die Nahfeld-Infrarot-Fluoreszenz, durch die Da-Vinci-Kamera identifiziert werden. Hierdurch ist eine Messung und Visualisierung der Organdurchblutung möglich. Im Fall der Niere kann so die Durchblutung im Nierengewebe nachgewiesen werden. Wird nun gezielt ein kleines Gefäß geklemmt, kann durch diese Technik gezeigt werden, ob die Durchblutung des Tumors sicher unterbunden wurde. Vorteil hierbei ist ein besserer Erhalt der Nierenfunktion bei gleichzeitiger Reduktion des perioperativen Blutungsrisikos [40, 5].

Bezüglich der onkologischen Sicherheit gibt es unterschiedliche Ergebnisse. Eine Vielzahl der Untersuchungen führt vergleichbare onkologische Ergebnisse der Da-Vinci-Methode zur offenen Operation auf. Gemessen wurde hierbei die Rate an positiven Absetzungsrändern, welche in einer Untersuchung mit jeweils 200 Patienten für die Da-Vinci-assistierte Operation bei 5,5 % und für die offene Operation bei 5,7 % lag [15]. Eine vergleichbare Anzahl an positiven Absetzungsrändern für beide Eingriffe werden auch von Wu et al. genannt [44]. Im Gegensatz dazu beschreiben Tabayoyong et al. in einer aktuellen Studie mit insgesamt 11.587 Patienten höhere Raten an positiven Absetzungsrändern nach laparoskopischer (8,1 %) und Da-Vinci-assistierter Nierenteilresektion (8,7 %) im Vergleich zur offenen Operation (4,9 %) [37]. Ob dies jedoch eine Auswirkung auf das Auftreten von Lokalrezidiven, also eines erneuten Tumorwachstums an selber Stelle, hat, wurde in dieser Arbeit nicht untersucht.

4.5   Rekonstruktive Chirurgie

Zunehmend kommt das Da-Vinci-System auch in der rekonstruktiven Chirurgie zum Einsatz. Einen Vorteil der minimalinvasiven Technik gegenüber der offenen Operation stellen das geringere operative Trauma und damit eine verkürzte Erholungszeit und Krankenhausverweildauer dar. Insbesondere bei nicht malignen Erkrankungen spielt dies eine wichtige Rolle.

Rekonstruktive Eingriffe, bei denen das Da-Vinci-System auf urologischem Gebiet zum Einsatz kommt, sind vor allem die Da-Vinci-assistierte Nierenbeckenplastik und die Sakrokolpopexie, also die Fixierung der Scheide am Kreuzbein.

4.5.1   Nierenbeckenplastik

Die Nierenbeckenabgangsenge ist der häufigste Grund für eine angeborene Obstruktion des oberen Harntraktes und somit einer Hydronephrose im Kindes- und Jugendalter. Die Prävalenz beträgt 1/2500 [18]. Unterschieden werden als Ursache eine extrinsische Kompression des Harnleiters, also eine Kompression von außen, meist durch ein den Harnleiter kreuzendes Unterpolgefäß, und eine intrinsische Obstruktion durch Narbenbildung oder gestörte Wiedereröffnung des Harnleiters während der Entwicklungsphase. Für das Erwachsenenalter ist die Häufigkeit der Nierenbeckenabgangsenge schwierig anzugeben, da sich die Patienten sowohl aus den Patienten mit spät entdeckter angeborener als auch mit erworbener Nierenbeckenabgangsenge zusammensetzen [22].

Unbehandelt kann bei einer relevanten Abflussstörung durch die Nierenbeckenabgangsenge das Nierengewebe geschädigt werden und letztendlich eine Niereninsuffizienz die Folge sein. Außerdem kann die Nierenbeckenabgangsenge ursächlich für Flankenschmerzen sein. Daher ist eine operative Korrektur notwendig, um die Nierenfunktion zu erhalten und die Symptome des Patienten zu lindern.

Die operative Sanierung einer Nierenbeckenabgangsenge ist sowohl offen-chirurgisch, konventionell laparoskopisch als auch Da-Vinci-assistiert möglich. Heutzutage wird dieser Eingriff bevorzugt laparoskopisch durchgeführt [43]. Hierbei wird bei der klassischen Technik nach Anderson-Hynes die Engstelle exzidiert und der Ureter neu mit dem Nierenbecken verbunden. Bei der konventionellen Laparoskopie stellt die Naht zwischen Ureter und Nierenbecken eine hohe Anforderung an den Operateur dar. Dieser Schritt wird durch den Einsatz des Da-Vinci-Roboters aufgrund der beweglicheren Instrumente deutlich erleichtert [2].

Bei der Nierenbeckenplastik nach Anderson-Hynes kann durch den Einsatz des Da-Vinci-Systems die OP-Zeit im Gegensatz zur konventionellen Laparoskopie durch eine verkürzte Nahtzeit (70 min statt 120 min) von insgesamt 235 min auf 140 min reduziert werden. [17]. Bezüglich der Krankenhausaufenthaltsdauer (4 Tage) und des intraoperativen Blutverlusts (< 50 ml) sind beide OP-Methoden gleichwertig [17].

Im Gegensatz dazu zeigte eine Metaanalyse zum Vergleich der konventionellen Laparoskopie und der Da-Vinci-Methode keine eindeutige OP-Zeit-Verkürzung. In dieser Analyse lieferten beide OP-Methoden vergleichbare Ergebnisse bez. Operationsergebnis, Komplikationen und OP-Dauer. Allerdings war die Krankenhausverweildauer bei den Da-Vinci-operierten Patienten signifikant kürzer [6].

Die Langzeitergebnisse scheinen vergleichbar zu sein zwischen konventionell-laparoskopischem Eingriff und dem Einsatz des Da-Vinci-Systems. Nach 2 Jahren sind beim Da-Vinci-System 95 % rezidivfrei und beim konventionell-laparoskopischen Eingriff 87 % [26].

Als Vorteil für den Patienten resultiert durch das minimalinvasive Vorgehen auch hier das minimalere operative Trauma im Vergleich zur offenen Operation und die damit verkürzte Krankenhausverweildauer.

4.5.2 Inkontinenzchirurgie

Die Beckenbodeninsuffizienz ist ein wichtiges Thema aufgrund ihrer großen Verbreitung in der weiblichen Allgemeinbevölkerung. Die Häufigkeit für eine Zystozele, also eine Blasensenkung bis hin zum Vorfall der Blase, liegt bei etwa 35 % und für einen Vorfall der Gebärmutter bei etwa 15 % [19]. Risikofaktoren für die Entwicklung einer Beckenbodeninsuffizienz sind vor allem steigendes Lebensalter und Anzahl vaginaler Entbindungen. Neben einem Fremdkörpergefühl ist die Inkontinenz das vorrangige Problem.

Als operative Therapie kann eine Sakrokolpopexie durchgeführt werden. Bei diesem Eingriff wird der Vorfall behoben, indem der Vaginalstumpf mithilfe eines Netzes am Os sacrum fixiert wird. Zusätzlich kann durch eine Kolposuspension, also ein Anheben der Vagina durch Haltenähte, die anatomische Position der Blase wiederhergestellt und somit die Senkung behoben werden. Dieser Eingriff ist sowohl offen-chirurgisch als auch konventionell-laparoskopisch und Da-Vinci-assistiert möglich.

Auch bei der Inkontinenzchirurgie wird die offene Operation immer mehr zugunsten der Laparoskopie verlassen, um das Operationstrauma möglichst gering zu halten, wobei die Datenlage bez. OP-Zeiten und Komplikationen widersprüchlich ist.

Bezüglich der Sakrokolpopexie werden mittels Da-Vinci-assistierer Operation eine raschere Erholung und ein geringerer Blutverlust beschrieben, wohingegen die funktionellen Ergebnisse mittelfristig betrachtet gleichwertig sind im Vergleich zur offenen Operation. So betrug der Blutverlust bei der Da-Vinci-assistierten Operation 103 ml im Vergleich zu 255 ml bei der offenen Operation. Die Krankenhausverweildauer betrug nach Da-Vinci-assistiertem Eingriff 1,3 Tage und nach der offenen Operation 2,7 Tage [16]. Eine verkürzte Krankenhausverweildauer wird auch von Elliot et al. beschrieben [13].

4.6   Zusammenfassung

Seit seiner Einführung in die Urologie erfolgen immer mehr Eingriffe mithilfe des Da-Vinci-Systems. Dies trifft sowohl für die Ausweitung auf verschiedene medizinische Eingriffe als auch auf die räumliche Verbreitung zu. Gründe für die Erfolgsgeschichte des Da-Vinci-Systems sind die gute und schnelle Erlernbarkeit der Operationen sowie die o. g. technischen Vorteile.

Im Rahmen onkologischer Eingriffe zeigen zahlreiche Studien, dass die roboterassistierte Operation der offenen Operation mindestens ebenbürtig ist. Die verkürzte Krankenhausverweildauer aufgrund eines geringeren operativen Traumas spielt sowohl bei onkologischen als auch bei rekonstruktiven Eingriffen eine wichtige Rolle.

Für die Zukunft ist zu erwarten, dass das Da-Vinci-System flächendeckend zur Verfügung stehen wird.

Literatur

[1] Akand M, Celik O (2015) Open, laparoscopic and robot-assisted laparoscopic radical prostatectomy: comparative analysis of operative and pathologic outcomes for three techniques with a single surgeon's experience. Eur Rev Med Pharmacol Sci 19:525–531

[2] Akçetin Z, Siemer S (2012) Nierenbeckenplastik – pro robotisch. Urologe 51(5):640–644

[3] Barbash GI, Glied SA (2010) New technology and health care costs – the case of robot-assisted surgery. N Engl J Med 363:701–704

[4] Binder J, Bräutigam R, Jonas D, Bentas W (2004) Robotic surgery in urology: fact or fantasy? BJU Int 94(8): 1183–1206

[5] Borofsky MS et al (2013) Near-infrared fluorescence imaging to facilitate super-selective arterial clamping during zero-ischaemia robotic partial nephrectomy. BJU Int 111:604–610

[6] Braga LHP, Pace K et al (2009) Systematic review and meta-analysis of robotic-assisted versus conventional laparoscopic pyeloplasty for patients with ureteropelvic junction obstruction: effect on operative time, length of hospital stay, postoperative complications, and success rate. Eur Urol 56:848–858

[7] Buchs NC, Pugin F et al (2013) Learning tools and simulation in robotic surgery: state of the art. World J Surg 37:2812–2819

[8] Chauhan S, Coelho RF et al (2010) Techniques of nerve-sparing and potency outcomes following robot-assisted laparoscopic prostatectomy. Int Braz J Urol 36(3):259–272

[9] Coelho RF, Palmer KJ et al (2010) Early complication rates in a sigle-surgeon series of 2500 robotic-assisted radical prostatectomies: report applying a standardized grading system. Eur Urol 57(6):945–952

[10] Davis BL, Hibberd RD et al (1989) A surgeon robot prostatectomy – a laboratory evaluation. J Med Eng Technol 13(6):273–277

[11] Desai MM, de Castro AA et al (2014) Robotic partial nephrectomy with superselective versus main artery clamping: a retrospective comparison. Eur Urol 66(4):713–719

[12] Eastham JA, Scardino PT et al (2008) Predicting an optimal outcome after radical prostatectomy: the trifecta nomogram. J Urol 179(6):2207–2210

[13] Elliott DS, Krambeck AE et al (2006) Long-term results of robotic assisted laparoscopic sacrocolpopexy for the treatment of high grade vaginal vault prolapsed. J Urol 176(2):655–659

[14] Fernandez E, Elli E et al (2014) The role of the dual console in robotic surgical training. Surgery 155(1):1–4

[15] Ficarra V, Minervini A et al (2014) A multicentre matched pair-analysis comparing robot-assisted versus open partial nephrectomy. BJU Int 113(6):936–941

[16] Geller EJ, Siddiqui NY et al (2008) Short-term outcomes of robotic sacrocolpopexy. Obstet Gynecol 112(6):1201–1206

[17] Gettman MT, Blute ML et al (2004) Robotic-assisted laparoscopic partial nephrectomy: technique and initial clinical experience with DaVinci robotic system. Urology 64(5):914–918

[18] Giannakis D, Tsalikis D et al (2004) Ureteropelvic stenosis, agenesia of the contralateral kidney and sinistral inferior vena cava. Aktuelle Urol 35(3):233–235

[19] Hendrix SL, Clark A et al (2002) Pelvic organ prolapse in the women's health initiative: gravity and gravidity. Am J Obstet Gynecol 186(6):1160–1166

[20] Hemal AK, Kumar A et al (2007) Laparoscopic versus open radical nephrectomy for large renal tumors: a long-term prospective comparison. J Urol 177(3):862–866

[21] Intuitive Surgical (2016) http://www.intuitivesurgical.com/products/. Zugegriffen: 03. Apr. 2016

[22] Janetschek G, Kriegmair M et al (2014) Ureterabgangsstenose des Erwachsenen. Die Urologie. http://link.springer.com/referenceworkentry/10.1007/978-3-642-41168-7_68-1. Zugegriffen: 06. Apr. 2016

[23] Kavoussi LR, Moore RG et al (1995) Comparison of robotic versus human laparoscopic camera control. J Urol 154(6):2134–2136

[24] Kundu SD, Roehl KA et al (2004) Potency, continence and complications in 3,477 consecutive radical retropubic prostatectomies. J Urol 172(6):2227–2231

[25] Leitlinienprogramm Onkologie (2015) S3-Leitlinie Diagnostik, Therapie und Nachsorge des Nierenzellkarzinoms. http://leitlinienprogramm-onkologie.de/uploads/tx_sbdownloader/LL_Nierenzell_Kurzversion.pdf. Zugegriffen: 19. Marz. 2016

[26] Lucas SM, Sundaram CP et al (2012) Factors that impact the outcome of minimally invasive pyeloplasty: results of the Multi-institutional Laparoscopic and Robotic Pyeloplasty Collaborative Group. J Urol 187(2):522–527

[27] Marescaux J, Leroy J et al (2001) Transatlantic robot-assisted telesurgery. Nature 413(6854):379–380

[28] Mottrie A, De Naeyer G et al (2010) Impact of the learning curve on perioperative outcomes in patients who underwent robotic partial nephrectomy for parenchymal renal tumours. Eur Urol 58(1):127–132

[29] Nedas TG, Challacombe BJ et al (2005) Robotics in urology: an update. Int J Med Robot 1(2):13–18

[30] Orvieto MA, Alsikafi NF et al (2006) Impact of surgical margin status on long-term cancer control after radical prostatectomy. BJU Int 98(6):1199–1203

[31] Patel VR, Coehlo RF (2009) Periurethral suspension stitch during robot-assisted laparoscopic radical prostatectomy: description of the technique and continence outcomes. Eur Urol 56(3):4724–4778

[32] Patel VR, Sivaramanm A et al (2011) Pentafecta: a new concept for reporting outcomes of robot-assisted laparoscopic radical prostatectomy. Eur Urol 59(5):702–707

[33] Robert-Koch-Institut (2013) Krebs in Deutschland 2009/2010. Häufigkeiten und Trends. Robert-Koch-Institut (Hrsg), Berlin. http://www.rki.de/Krebs/DE/Content/Publikationen/Krebs_in_Deutschland/kid_2013/kid_2013_c61_prostata.pdf. Zugegriffen: 24. Mai. 2017

[34] Robertson C, Close A et al (2013) Relative effectiveness of robot-assisted and standard laparoscopic prostatectomy as alternatives to open radical prostatectomy for treatment of localised prostate cancer: a systematic review and mixed treatment comparison meta-analysis. BJU Int 112(6):798–812

[35] Simone G, Gill IS et al (2015) Indications, techniques, outcomes, and limitations for minimally ischemic and off-clamp partial nephrectomy: a systematic review of the literature. Eur Urol 68(4):632–640

[36] Swindle P, Eastham JA et al (2005) Do margins matter? The prognostic significance of positive surgical margins in radical prostatectomy specimens. J Urol 174(3):903–907

[37] Tabayoyong W, Abouassaly R et al (2015) Variation in surgical margin status by surgical approach among patients undergoing partial nephrectomy for small renal masses. J Urol 194:1548–1553

[38] Tewari A, Sooriakumaran P et al (2012) Positive surgical margin and perioperative complication rates of primary surgical treatments for prostate cancer: a systematic review and meta-analysis comparing retropubic laparoscopic, and robotic prostatectomy. Eur Urol 62(1):1–15

[39] Thiel DD, Winfield HN (2008) Robotics in urology: past, present, and future. J Endourol 22(4):825–830

[40] Tobis S, Knopf J et al (2011) Near infrared fluorescence imaging with robotic assisted laparoscopic partial nephrectomy: initial clinical experience for renal cortical tumors. J Urol 186(1):47–52

[41] Wallis CJ, Saskin R et al (2016) Surgery versus radiotherapy for clinically-localized prostate cancer: a systematic review and meta-analysis. Eur Urol 70(1):21–30

[42] Walsh PC, Lepor H et al (1983) Radical prostatectomy with preservation of sexual function: anatomical and pathological considerations. Prostate 4(5):473–485

[43] Winfield HN (2006) Management of adult ureteropelvic junction obstruction – is it time for a new gold standard? J Urol 176(3):866–867

[44] Wu Z, Li M et al (2014) Robotic versus open partial neprectomy: a systematic review and meta-analysis. PLoS One 9(4):e94878

[45] Wright JL, Dalkin BL et al (2010) Positive surgical margins at radical prostatectomy predict prostata cancer specific mortality. J Urol 183(6):2213–2218

Harnableitungen

Luisa Hofer, Boris A. Hadaschik, und Markus Hohenfellner

© Springer-Verlag GmbH Deutschland 2018
C. Kesch, M. Hohenfellner, (Hrsg.), *Aktuelles aus Klinik und Praxis der Urologie*,
WissenKompakt Medizin, https://doi.org/10.1007/978-3-662-55473-9_5

5.1   Einleitung

Eine neue Ableitung von Urin ist nach Totalentfernung der Harnblase bei bösartigen oder gutartigen Erkrankungen notwendig. Die häufigste Indikation zur Blasenentfernung besteht bei fortgeschrittenem Harnblasenkrebs. In seltenen Fällen ist aufgrund einer traumatischen Verletzung der Harnblase, des Funktionsverlustes der Blase oder des Schließmuskelapparates eine Entfernung der Blase notwendig. Sind eine interstitielle (chronisch abakterielle) Blasenentzündung oder strahlungsbedingte Nebenwirkungen wie eine persistierende Makrohämaturie (Blut im Urin) oder eine Dranginkontinenz nicht konservativ zu beherrschen, ist die Entfernung der Blase eine Therapieoption. Auch ein behandlungsresistenter Urinverlust bei neurogener Blase oder eine Schrumpfblase sind weitere Indikationen für eine Blasenentfernung.

Prinzipiell sind nach Totalentfernung der Harnblase zwei Arten der Harnableitung möglich: eine kontinente (dichte) oder eine inkontinente Harnableitung. Während bei der kontinenten Harnableitung der eigene Schließmuskel oder ein Ventilmechanismus den Urin zurückhält, fließt der Urin bei der inkontinenten Harnableitung kontinuierlich nach außen und wird in einem Kunststoffbeutel aufgefangen. Welche Harnableitung gewählt wird, obliegt nicht nur dem Wunsch des Patienten, sondern ist abhängig von den Komorbiditäten (Nebenerkrankungen) und dem Alter des Patienten. Vor der Operation werden die physischen und psychischen Konsequenzen der verschiedenen Formen beleuchtet und erprobt sowie eine Prioritätenliste für möglicherweise intraoperativ notwendig werdende alternative Ableitungsformen erstellt. Somit kann die Rate der Komplikationen gesenkt und eine realistische Erwartungshaltung des Patienten sichergestellt werden [13]. Es ist zudem wichtig, dass der Betroffene versteht, dass nach Einführung einer neuen Harnableitung eine lebenslange regelmäßige Nachsorge notwendig ist.

5.2   Kontinente Harnableitung

Die häufigste kontinente Harnableitung ist die Neoblase – ein Blasenersatz an der Stelle der Originalblase. Selten wird an wenigen dafür spezialisierten Kliniken eine kontinente Ersatzblase anderorts – meist hinter dem Nabel – konstruiert.

5.2.1   Kontintente, orthotope Ableitung (Neoblase)

Eine orthotope Harnableitung mittels Neoblase („neue Blase") wird immer häufiger, v. a. bei jüngeren Patienten, gewählt. Absolute Kontraindikationen sind ein Tumorbefall am Blasenhals oder der Harnröhre, eine schlechte Nieren- oder Leberfunktion, eine geringe Lebenserwartung oder psychiatrische bzw. neurologische Störungen, die einen adäquaten Umgang mit Komplikationen bei orthotoper Ableitung nicht zulassen. Eine vorherige Bestrahlung des Beckens oder eine bereits präoperativ bestehende Inkontinenz sowie chronische Darmerkrankungen können eine Kontraindikation für einen orthotopen Blasenersatz darstellen.

Eine Neoblase besteht aus einem 50–70 cm langen Ileum-(Dünndarm-)Abschnitt, aus dem ein natürliches Reservoir gebildet wird. Die Harnleiter werden refluxiv (Urin kann theoretisch bei hohen Drücken zurück in den Harnleiter strömen) zusammen in einem (Studer-Neoblase) oder jeweils an einen eigenen (Hautmann-Neoblase) durch Dünndarm gebildeten Schornstein angeschlossen (❏ Abb. 5.1). Abschließend wird die „neue Blase" im kleinen Becken an die weiterhin bestehende Harnröhre mittels Nähten angeschlossen. Aktuelle Studien zeigen Nachteile

■ **Abb. 5.1** Orthotope, kontinente Harnableitungen mit Ileum-Neoblase nach Studer (*links*) oder Hautmann (*rechts*) mit Rekonstruktion der neuen Blase an ehemaliger Stelle. Die Miktion erfolgt über die eigene Harnröhre

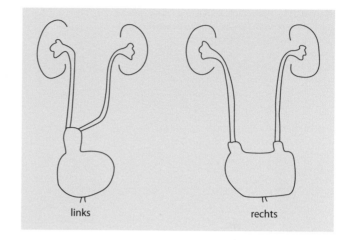

links   rechts

für die Durchführung einer laparoskopischen bzw. robotischen Operation versus einer offenen Operation [2]. Wichtig für die Senkung der Komplikationsrate ist es, dass so komplexe operative Eingriffe wie eine Harnableitung mit einer Neoblase nur an speziellen Zentren mit erfahrenen Chirurgen durchgeführt werden.

Die Miktion (das Entleeren der Harnblase) erfolgt nach der Operation durch die Erhöhung des Bauchinnendrucks, d. h. durch den Einsatz der Bauchpresse. Die Kontinenz wird durch den erhaltenen äußeren Sphinkter (Blasenschließmuskel) gesichert. Ein natürliches Gefühl der Blasenfüllung und -entleerung besteht häufig nicht mehr und muss erst wieder erlernt werden. In 10–15 % der Fälle ist eine Restharnbildung vorhanden [5, 16].

❯ Wichtig ist, dass bereits vor der Operation geprüft wird, ob der Patient physisch und intellektuell in der Lage ist, sich selbst regelmäßig katheterisieren zu können, um die Blase vollständig zu entleeren.

Entscheidend für die spätere Lebensqualität ist die Kontinenz, d. h. die Fähigkeit, den Urin zu halten. Bei geeigneter Patientenselektion und entsprechenden Operationstechniken können Kontinenzraten von über 90 % erreicht werden.

Eine weitere spezifische Komplikation ist die Schleimbildung durch das verwendete Darmsegment. Bei 2–3 % der Patienten ist deshalb ein regelmäßiges Katheterisieren und Spülen der Neoblase notwendig [6], andernfalls kommt es zu einem Harnverhalt. Tritt eine vermehrte Schleimbildung auf, muss die Ursache, z. B. ein Harnwegsinfekt oder eine Entleerungsstörung, ausgeschlossen werden.

5.2.2 Kontinente, heterotope Harnableitung (Nabelstoma oder heterotoper Pouch)

Ist aufgrund der Infiltration eines Tumors in die Harnröhre, eines insuffizienten Sphinktermechanismus oder angeborener Fehlbildungen eine orthotope Anlage eines natürlichen Reservoirs nicht möglich, kann über eine kontinente, heterotope Harnableitung diskutiert werden. Neben

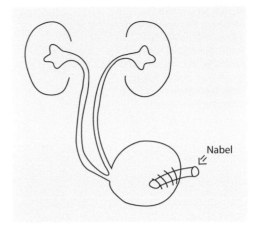

◘ Abb. 5.2 Heterotope, kontinente Harnableitung mit Nabelstoma. Die Entleerung des Pouches erfolgt über regelmäßigen Selbstkatheterismus

einer intakten Nieren- und Leberfunktion sind vor allem eine selbstständige Patientenversorgung und die physikalische und intellektuelle Fähigkeit zum Selbstkatheterismus bei dieser Ableitung entscheidend. Das Erlernen des Katheterisieren ist ggf. bereits ab dem 5. Lebensjahr möglich.

Beim Nabelstoma wird wie bei der Neoblase aus Darm (Dünn-/Dickdarm) eine neue Blase konstruiert und über einen Tunnel aus dem Appendix (Blinddarm) oder aus dem Ileum (Dünndarminvaginationsnippel) mit der Haut auf Höhe des Nabels verbunden (◘ Abb. 5.2). Aufgrund dessen, dass der Tunnel beim Füllen der Blase zugedrückt wird, ist der Patient kontinent. Über diesen Tunnel, auch Nabelstoma genannt, wird mittels Selbstkatheterismus anschließend das Reservoir geleert. Die Notwendigkeit einer wiederholten Operation aufgrund einer Inkontinenz ist selten und liegt bei unter 5 % [1].

Spezifische Komplikationen bei der kontinenten, kutanen Harnableitung sind u. a. Stomastenosen bzw. Stomaengen (7–11 % bei Appendix-Nippel). Ist ein Katheterisieren aufgrund einer oberflächlichen Stenose nicht mehr möglich, reicht oft eine Dilatation (Aufdehnung) oder Inzision (Einschnitt) aus; bei ischämischen (aufgrund von Minderdurchblutung hervorgerufenen) Stenosen ist eine offene Revision notwendig. Zudem können auch Stenosen am Übergang der Ureteren (Harnleiter) zum Reservoir entstehen (7–8 %) [17].

Wird keine vollständige Entleerung des Reservoirs durchgeführt oder liegt eine chronische asymptomatische Bakteriurie vor (80 % der Patienten), kann es zu Harnwegsinfekten oder Steinbildung (10–14 %) kommen [22]. Präventiv wird deshalb zusätzlich zum regelmäßigen Katheterisieren (alle 3–4 Stunden) ein regelmäßiges Spülen (2-mal täglich) empfohlen. Das Risiko einer Ruptur (Riss) des Reservoirs bei kontinenten Harnableitungen (Neoblase, Nabelstoma) ist äußerst selten. Der Patient stellt sich mit akuten Bauchschmerzen und distendiertem Abdomen (gespannte Bauchdecke) vor.

5.2.3 Rektale Ableitung

Die rektale Ableitung war die erste Form der kontinenten Ableitung, wird heute aber nur sehr selten angewendet. Wichtigste Voraussetzung für diese Harnableitung ist ein intakter analer Sphinkter. Der Kontinenzmechanismus sollte vor der Operation, auch im Alltag, geprüft werden.

☐ Abb. 5.3   Ureterosigmoidostomie: Die Harnleiter werden an den S-Darm angeschlossen. Der Kontinenzmechanismus wird vom Analsphinkter übernommen

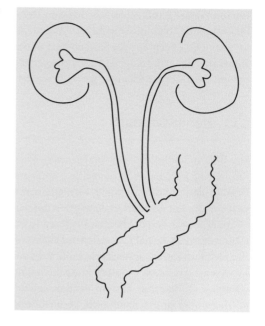

> Für Patienten mit Darmentleerungsstörung oder mit eingeschränkter Nierenfunktion, bei Vorerkrankungen des Enddarms und S-Darms oder nach Vorbestrahlung im kleinen Becken ist die rektale Ableitung kontraindiziert.

Als häufigste Methode wird hier die Ureterosigmoidostomie angewendet (☐ Abb. 5.3). Dazu werden die Harnleiter in den rektosigmoiden Anteil (Übergang S-Darm zum Enddarm) des Dickdarms implantiert. In der Heidelberger Universitätsklinik wird zusätzlich ein Darmsegment zwischengeschaltet. Durch diese besondere Technik ist ein zusätzlicher Schutz des oberen Harntraktes gewährleistet und das Risiko für Zweittumoren reduziert. Der Analsphinkter (Schließmuskel) hält anschließend Urin und Fäzes zurück. Durch eine antirefluxive Implantation der Harnleiter werden ein Rückfluss von Darminhalt in die Harnleiter und somit aufsteigende Harnwegsinfekte vermieden.

Vorteile der rektalen Harnableitung sind eine gute Kontinenzrate sowie die Kürze der Operationsdauer.

Neben den Komplikationen einer Stenose der Harnleiteranastomose (7–22 %), rezidivierender Harnwegsinfekte (16 %) oder einer Stoffwechselstörung mit Übersäuerung (0–4 %) [4, 20] besteht als spezifisches Risiko dieser Ableitung die Gefahr der Entwicklung eines Adenokarzinoms des Darms, welches durch jahrelangen Urinkontakt hervorgerufen werden kann. Deshalb sollte die Nachsorge nach Ureterosigmoidostomie ab dem 5. postoperativen Jahr eine Koloskopie (Darmspiegelung) enthalten [10].

5.3   Inkontinente Harnableitung

Als erste inkontinente Harnableitung wurde bereits 1935 das Ileum-Conduit von Herrn Seiffert beschrieben [15] und von Herrn Bricker popularisiert [3].

Bei der inkontinenten Harnableitung ist zwar ein Selbstkatheterismus nicht vonnöten, jedoch das permanente Tragen eines Stomabeutels. Dies kann zu einem gestörten Körperbild führen.

Ein mit Wasser gefüllter Stomabeutel zum Test soll die Patienten bereits vor der Operation an die inkontinente Ableitung gewöhnen. Außerdem kann so der optimale Ausleitungsort gefunden werden. Die Akzeptanz der Stomabeutel ist nach guter Einführung in den Umgang mit einem Stoma im Alltag und aufgrund hervorragender, auch geruchsneutraler und wasserdichter Materialien, die unter der Kleidung getragen werden können, mittlerweile hoch.

5.3.1 Ileum-Conduit

Das Ileum-Conduit gilt aufgrund geringer Komplikationen als Therapie der Wahl für Patienten, für die eine kontinente Harnableitung aufgrund des Alters, der Komorbiditäten oder anschließend geplanter Bestrahlung im kleinen Becken nicht in Frage kommt. Das Ileum-Conduit ist weltweit die mit Abstand am häufigsten durchgeführte Harnableitung [21].

Hierbei werden die beiden Ureteren in ein ca. 10–20 cm ausgeschaltetes Ileumsegment (Dünndarm) eingenäht. In seltenen Fällen, wenn z. B. eine spätere Umwandlung in eine kontinente Harnableitung stattfinden soll, wird auch ein Dickdarmsegment verwendet. Abschließend wird das Ileum-Conduit im rechten Unterbauch ausgeleitet und an der Haut angenäht (◘ Abb. 5.4). Dadurch, dass im Vergleich zu den kontinenten Ableitungen ein kürzeres Dünndarmsegment ausgeschaltet wird, ist die Rate an Stoffwechselstörungen geringer.

> ❯ Ein Ileum-Conduit kann auch Patienten mit eingeschränkter Nierenfunktion und erhöhten Nierenretentionsparametern (Kreatinin: >2 mg/dl) angeboten werden.

Komplikationen treten vor allem im Langzeitverlauf auf. Die häufigste Komplikation ist die Verschlechterung der Nierenfunktion (27 %) bis hin zur Dialysepflichtigkeit (7 %) [9]. Als Ursache liegen oft obstruktive Beschwerden zugrunde (Harnleiter-Darm-Stenose oder Stomastenose, ca. 14 %). Häufig sind auch stomaassoziierte (Stomatitis [Entzündung], Hernie, Prolaps) oder darmassoziierte Nebenwirkungen (24 %). Symptomatische Harnwegsinfekte treten zu 23 % auf und können mit einer Steinbildung einhergehen (9 %) [11].

◘ **Abb. 5.4**   Das Ileum-Conduit ist eine heterotope, inkontinente Harnableitung. Die Ureteren werden mit einem Stück ausgeschalteten Darms verbunden, das anschließend über die Haut ausgeleitet wird

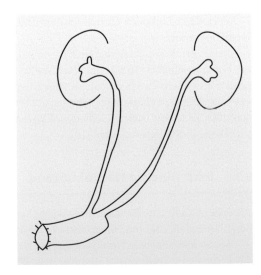

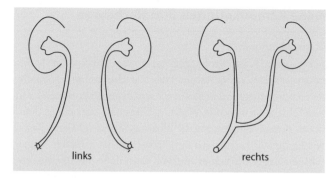

❏ **Abb. 5.5** Ureterokutaneostomie: Eine Ableitung der Ureteren erfolgt einzeln (*links*) oder nach einer Anastomose (*rechts*) direkt über die Haut

5.3.2 Ureterokutaneostomie (Harnleiterhautfistel)

Die Ureterokutaneostomie ist die einfachste Form der Harnableitung, da kein Darmsegment benötigt wird und der Eingriff extraperitoneal (außerhalb des Bauchfells) ablaufen kann. Hier werden die Ureteren einzeln direkt an der Haut oder nach einer Anastomose des längeren an den kürzeren Ureter als Transureteroureterokutaneostomie (TUUC) [7] über eine einzige Öffnung in der Haut ausgeleitet (❏ Abb. 5.5). Häufige Strikturraten, die trotz spezieller Techniken bei ca. 45 % liegen, führen zur Notwendigkeit einer zusätzlichen dauerhaften Versorgung mit Harnleiterschienen [8]. Die Indikation zur Ureterokutaneostomie wird deshalb v. a. in einer palliativen Situation, bei Patienten mit schwerwiegenden Komorbiditäten, geringer Lebenserwartung, bei abdominell voroperierten oder bestrahlten Patienten oder Patienten mit chronisch entzündlichen Darmerkrankungen gestellt.

5.4 Palliative Ableitung

- **Harnleiterstent (Harnleiterschiene)**

Harnleiterstents, in Form eines dünnen Plastikröhrchens, sind in der palliativen Situation eine gute Möglichkeit der Harnableitung. Sie werden transurethral (über die Harnröhre) im Rahmen einer Zystoskopie (Blasenspiegelung) eingeführt. Da es oft im fortgeschrittenen Tumorstadium zur Kompression der Ureterschienen kommt, wurden besondere Tumorstents mit besserer Längs- und Querstabilität entwickelt [14]. Wichtig ist hierbei zu wissen, dass die Harnleiterschienen alle 4–6 Monate gewechselt werden müssen.

- **Perkutane Nephrostomie**

Ist eine transurethrale Einlage der Harnleiterschienen nicht möglich, kann in der palliativen Situation zur Gewährleistung des Harnabflusses eine perkutane Nephrostomie durchgeführt werden. Hier wird im Rahmen einer Lokalanästhesie von außen ein Katheter über die Haut auf Höhe der Flanke direkt ins Nierenbecken eingeführt. Dies kann rasch erfolgen, birgt jedoch eine 30 %ige Komplikationsrate mit Nephrostomiedislokation, arterio-venöser Fistelbildung mit anhaltender Makrohämaturie, Harnwegsinfekten bis hin zur Urosepsis (Blutvergiftung durch Keime des Harnwegsinfektes) und potenziellen Obstruktionen (Verlegung durch z. B. Blutgerinnsel). Der Nephrostomiekatheter muss in einem regelmäßigen Intervall von 4–6 Wochen gewechselt werden.

5.5   Allgemeine Komplikationen und Nachsorge

■ Allgemeine Komplikationen

Wurde ein Darmsegment (z. B. bei Neoblase, heterotopem Pouch oder Ileum-Conduit) für die neue Harnableitung verwendet, ist im Rahmen der Nachsorge eine regelmäßige Blutgasanalyse notwendig, weil es zu schwerwiegenden Stoffwechselstörungen kommen kann. Da das verwendete Darmsegment seine resorbierende Wirkung beibehält, entzieht es dem Urin Elektrolyte (Blutsalze). Dies kann zu einer Entgleisung der Elektrolyte und des Säure-Base-Haushalts führen und Symptome wie Müdigkeit, Inappetenz und Erbrechen hervorrufen. Liegt eine metabolische Azidose (stoffwechselbedingte Übersäuerung) vor, muss diese mit alkalisierenden Medikamenten (z. B. Natriumbicarbonat) behandelt werden. Unbehandelt kann eine chronische Azidose u. a. zu einer Osteoporose führen [19].

Hinzu kommt, dass nach Entfernen eines Dünndarmabschnitts eine verminderte Resorption von Vitamin B_{12} und Magnesium stattfindet. Bei einem nachgewiesenen Vitamin-B_{12}-Mangel sollte eine Substitution von Vitamin B_{12} alle 1–3 Monate als i.m. (intramuskuläre) Injektion erfolgen, um neurologischen Symptomen oder einer makrozytären Anämie (Blutarmut) vorzubeugen. Eine zudem fehlende Rückresorption von Gallensäuren kann durch ihre osmotische (wasseranziehende) Wirkung zu Durchfällen führen. Medikamentös können mittels Cholestyramin die Gallensäuren gebunden und ausgeschieden werden, um Symptome zu verhindern.

Ob es zu einer Stoffwechselentgleisung kommt, ist von weiteren Kofaktoren wie dem Alter des Patienten, der renalen (Nieren-) und hepatischen (Leber-)Funktion als auch von einer vorangegangenen Bestrahlung oder Chemotherapie abhängig [12].

■ Nachsorge

Es ist essenziell, dass jeder Patient, der eine neue Harnableitung erhält, eine lebenslange, regelmäßige ärztliche Nachsorge durchführt. Hierzu gehört neben der bereits o. g. Blutgasanalyse die Überprüfung des oberen Harntraktes auf mögliche Harntransportstörungen oder, im Falle einer bösartigen Grunderkrankung, auf mögliche Zweittumoren oder Tumorrezidive. Die Angst, ein erhöhtes Risiko für Tumorrezidive aufgrund einer orthotopen Ableitung zu entwickeln, hat sich in Studien nicht bestätigt. Nur in 4–6 % der Fälle kommt es zu einem Lokalrezidiv [18].

5.6   Zusammenfassung

Erst nach einer ausführlichen Anamnese, körperlichen Untersuchung und Aufklärung des Patienten kann zusammen mit dem Patienten über die Art der Harnableitung entschieden werden. Anschließend sollte je nach Prioritätenliste die dafür geeignete Klinik ausgewählt werden. Nach gegenwärtigen Kenntnissen ist eine offen-chirurgische Operation der laparoskopischen oder robotischen Technik (Schlüssellochtechnik) überlegen.

Motivierten und klinisch geeigneten Patienten sollte möglichst eine kontinente, orthotope Harnableitung mittels Neoblase ermöglicht werden. Ist der Patient bereits in einer palliativen Situation oder bestehen andere schwerwiegende Komorbiditäten, gilt als Therapie der Wahl eine inkontinente Harnableitung mithilfe eines Ileum-Conduit.

In allen Fällen ist die lebenslange Nachsorge zur Vermeidung schwerwiegender Komplikationen entscheidend.

Literatur

[1] Ardelt PU, Woodhouse CR, Riedmiller H et al (2012) The efferent segment in continent cutaneous urinary diversion: a comprehensive review of the literature. BJU Int 109:288–297

[2] Bochner BH, Sjoberg DD, Laudone VP et al (2014) A randomized trial of robot-assisted laparoscopic radical cystectomy. N Engl J Med 371:389–390

[3] Bricker EM (2002) Bladder substitution after pelvic evisceration. 1950. J Urol 167:1140–1145, discussion 1146

[4] D'elia G, Pahernik S, Fisch M et al (2004) Mainz Pouch II technique: 10 years' experience. BJU Int 93:1037–1042

[5] Finley DS, Lee U, Mcdonough D et al (2011) Urinary retention after orthotopic neobladder substitution in females. J Urol 186:1364–1369

[6] Hautmann RE, De Petriconi R, Gottfried HW et al (1999) The ileal neobladder: complications and functional results in 363 patients after 11 years of followup. J Urol 161: 422–427, discussion 427–428

[7] Higgins RB (1964) Bilateral transperitoneal umbilical ureterostomy. J Urol 92:289–294

[8] Iwaszko MR, Krambeck AE, Chow GK et al (2010) Transureteroureterostomy revisited: long-term surgical outcomes. J Urol 183:1055–1059

[9] Jin XD, Roethlisberger S, Burkhard FC et al (2012) Long-term renal function after urinary diversion by ileal conduit or orthotopic ileal bladder substitution. Eur Urol 61:491–497

[10] Kalble T, Hofmann I, Riedmiller H et al (2011) Tumor growth in urinary diversion: a multicenter analysis. Eur Urol 60:1081–1086

[11] Madersbacher S, Schmidt J, Eberle JM et al (2003) Long-term outcome of ileal conduit diversion. J Urol 169:985–990

[12] Mcdougal WS (1992) Metabolic complications of urinary intestinal diversion. J Urol 147:1199–1208

[13] Philip J, Manikandan R, Venugopal S et al (2009) Orthotopic neobladder versus ileal conduit urinary diversion after cystectomy – a quality-of-life based comparison. Ann R Coll Surg Engl 91:565–569

[14] Schlick RW, Seidl E, Kuster J et al (1999) Improved tumor stent for internal palliative urinary diversion. Urologe A 38:138–142

[15] Seiffert L (1935) Die Darm-siphon-blase. Arch Klin Chir 138:569–574

[16] Simon J, Bartsch G Jr, Kufer R et al (2006) Neobladder emptying failure in males: incidence, etiology and therapeutic options. J Urol 176: 1468–1472,discussion 1472

[17] Somani BK, Nabi G, Wong S et al (2009) How close are we to knowing whether orthotopic bladder replacement surgery is the new gold standard? – evidence from a systematic review update. Urology 74:1331–1339

[18] Stenzl A, Sherif H, Kuczyk M (2010) Radical cystectomy with orthotopic neobladder for invasive bladder cancer: a critical analysis of long term oncological, functional and quality of life results. Int Braz J Urol 36:537–547

[19] Tanrikut C, Mcdougal WS (2004) Acid-base and electrolyte disorders after urinary diversion. World J Urol 22:168–171

[20] Tollefson MK, Elliott DS, Zincke H et al (2010) Long-term outcome of ureterosigmoidostomy: an analysis of patients with >10 years of follow-up. BJU Int 105:860–863

[21] World Health Organization Consensus Conference on Bladder Cancer. Hautmann RE, Abol-Enein H et al (2007) Urinary diversion. Urology 69:17–49

[22] Wullt B, Agace W, Mansson W (2004) Bladder, bowel and bugs – bacteriuria in patients with intestinal urinary diversion. World J Urol 22:186–195